Gute Pflege im Heim und zu Hause

Pflegequalität erkennen und einfordern

© 2012 Verbraucherzentrale Bundesverband e.V., Berlin

2. Auflage, Januar 2012

ISBN: 978-3-936350-67-8

Printed in Germany

Inhalt

4

Wichtige Orientierunghilfen für die Pflege

Information

Erdgeschoss

Wohnbereich E

Zimmer 030 - 062

Wohnbereich A

Zimmer 001 - 019

Kapelle

Cafeteria

Hubertus-Saal

Verwaltung

Heimleitung

Pflegedienstleitung

zialer Dienst

Expertenstandards sichern Qualität

Die Zahl der pflegebedürftigen Bürgerinnen und Bürger steigt
in Deutschland stetig an. Im Zeitraum von 2005 bis 2009 wuchs
laut Pflegestatistik 2009, erschienen am 10. März 2011, die
Zahl der Menschen, die zu Hause oder in Einrichtungen gepflegt
werden, um gut 209.000 Menschen auf knapp 2,4 Millionen
an – ein Zuwachs von immerhin rund 9,8 Prozent. Wenn man be-
denkt, dass nur Personen statistisch erfasst sind, die erheblich
pflegebedürftig sind, ist davon auszugehen, dass die tatsäch-
liche Zahl an Menschen, die pflegerischen Unterstützungsbedarf haben, noch weit höher liegt. Das Statistische Bundesamt
berechnet anhand der bisherigen Bevölkerungsentwicklung bis
zum Jahr 2030 einen Anstieg der Zahl der Pflegebedürftigen um
rund 50 Prozent im Vergleich zum Jahr 2007 (siehe Statistisches
Bundesamt: »Demografischer Wandel in Deutschland – Heft 2«
Ausgabe 2010). Dies liegt zum Teil an der gestiegenen Lebenser-
wartung. Nach dem Pflegereport der Barmer GEK Krankenkasse
steigt das Risiko, pflegebedürftig zu werden, im Alter enorm an.
Nur 13 Prozent der Männer und nur sechs Prozent der Frauen, die
mit 90 Jahren sterben, sind weder pflegebedürftig noch dement.
Hinzu kommen noch etwa 18 Millionen Menschen, die pro Jahr in
einem deutschen Krankenhaus stationär behandelt werden und
während des Krankenhausaufenthaltes zumindest zweitweise
einen Bedarf an Pflege haben (siehe auch Gesundheitsbericht-
erstattung des Bundes unter www.gbe-bund.de). Die Frage nach
der Qualität der pflegerischen Betreuung gewinnt somit auch
immer mehr an Bedeutung. So erfährt man in regelmäßigen
Abständen über Medienberichte von skandalösen Zuständen in
Altenpflegeeinrichtungen.

Im Gegensatz zur Medizin wird in der Pflege erst seit vergleichsweise kurzer Zeit auch wissenschaftlich geforscht. Im Zentrum
steht die Frage nach nachweislich guter Pflegequalität. Dies
liegt zum Teil daran, dass Krankenpflege als »typischer« Frau-

enberuf bis zum heutigen Tag in der Gesellschaft nur wenig
anerkannt ist und zum anderen daran, dass vielfach geglaubt
wird, dass zum Ausüben der Tätigkeit über Hilfsbereitschaft und
Einfühlungsvermögen hinaus keine besondere Qualifikation
benötigt wird. Früher dachte man über die Notwendigkeit von
spezieller Qualifikation nicht nach. Mit Einführung der ersten
Pflegestudiengänge in den 1980er-Jahren an der Fachhochschule Osnabrück und später an anderen Fachhochschulen und
Universitäten wurde begonnen, das vorhandene pflegerische
Wissen nach und nach zu überprüfen und neue pflegerische
Konzepte zu entwickeln.

Ein Ergebnis dieser Entwicklung sind die nationalen Expertenstandards in der Pflege. Auf internationaler Ebene gelten
Standards in der Pflege schon seit geraumer Zeit als effektive
und sehr wichtige Instrumente in der Qualitätsentwicklung. In
Deutschland arbeitet das Deutsche Netzwerk für Qualitätsentwicklung in der Pflege (DNQP), in Kooperation mit dem Deutschen
Pflegerat (DPR) und mit finanzieller Unterstützung des Bundes-
ministeriums für Gesundheit seit 1999 an der Entwicklung wis-
senschafts-basierter Expertenstandards in der Pflege. Bis heute
konnten insgesamt sieben Expertenstandards zu besonders
gravierenden Pflegeproblemen entwickelt und in der Pflegepraxis
erfolgreich erprobt werden. Es handelt sich um das Vermeiden
von Druckgeschwüren, Umgang mit Inkontinenz, Vorbeugen von
Stürzen, Hilfen bei Schmerzen, der Pflege von chronischen Wunden, der Sicherstellung einer guten Ernährungssituation bei Pflegebedürftigen und ein richtiges Entlassungsmanagement, etwa
nach Krankenhausaufenthalten. Die Standards zum Entlassungsmanagement und zur Vermeidung von Druckgeschwüren wurden
bereits überprüft und liegen in einer aktualisierten Fassung vor.

Weitere Standards werden in den kommenden Jahren folgen.
In Zukunft wird den Expertenstandards noch eine wachsende
Bedeutung zukommen, da der Gesetzgeber inzwischen geregelt
hat, dass diese Orientierungshilfen für alle Pflegeeinrichtungen
verbindlich sind und deren Umsetzung kontrolliert wird.

Die Expertenstandards selbst sowie weitere Informationen zum Deutschen Netzwerk für Qualitätsentwicklung in der Pflege sind unter www.dnqp.de nachzulesen. Zu jedem Expertenstandard gibt es außerdem eine Buchveröffentlichung. Sie enthält neben dem relativ kurz gefassten Standardtext Kommentierungen zu den einzelnen Standardkriterien, eine umfassende wissenschaftliche Literaturstudie zum aktuellen Stand des Wissens sowie einen Bericht zu den Ergebnissen der bundesweiten modellhaften Einführung des jeweiligen Expertenstandards in bis zu 40 Krankenhäusern, Altenhilfeeinrichtungen und Pflegediensten.

Das Netzwerk setzt sich zusammen aus aktiven Experten der Pflegepraxis und -wissenschaft, kooperierenden Einrichtungen und einem Kern von verantwortlichen Akteuren. Dieser besteht aus einem bundesweiten Lenkungsauschuss sowie der wissenschaftlichen Leitung und einem wissenschaftlichen Team an der Fachhochschule Osnabrück.

Damit Verbraucherinnen und Verbraucher eine aktive Rolle bei der Inanspruchnahme von pflegerischen Leistungen für sich selbst oder für Angehörige einnehmen können, ist es wichtig zu wissen, welche pflegerische Qualität man erwarten kann oder sogar einfordern muss.

Dieser Ratgeber hat das Ziel, die Inhalte der Expertenstandards in eine für Betroffene – seien es Menschen, die Pflege selbst benötigen, oder Menschen, die Angehörige in Pflegeeinrichtungen besuchen oder begleiten – verständliche Sprache zu übersetzen. Damit wird es möglich, schon im Vorfeld gute von weniger guten pflegerischen Angeboten zu unterscheiden. Die Standards sollen auch Menschen unterstützen, die zu Hause einen Angehörigen pflegen.

Was ist Qualität?

1

Über Geschmack lässt sich nicht streiten, sagt eine alte Redens-
art. Man kann deshalb nicht darüber streiten, weil Geschmack
etwas sehr subjektives ist. Ein Bild, das für den einen schön ist,
findet der andere langweilig oder schrecklich. Ähnliches gilt für
den Begriff Qualität. Für den einen gehört zu guter Pflegequalität hauptsächlich freundliches Personal, das auf die Wünsche
möglichst gut eingehen kann, ein anderer wiederum erwartet
von guter Pflege, dass der Pflegebedürftige nach dem morgend-
lichen Waschen möglichst adrett aussieht. Beides ist nachvollziehbar und beides kann in der Diskussion um Pflegequalität
auch richtig sein. Dies liegt vor allem daran, dass der Begriff
der Qualität im deutschen Sprachgebrauch häufig ungenau verwendet wird. In seiner eigentlichen Bedeutung steht der Begriff
»Qualität« ganz allgemein für Eigenschaften zum Beispiel eines
Gegenstandes. Ein Fußball könnte somit folgende Qualitäten haben: Er ist rund, aus Leder und hat eine schwarz-weiße Färbung.
Da der Begriff »Qualität« also von sich aus neutral ist und nur
Eigenschaften beschreibt, muss man für jeden Gegenstand oder
auch jede Dienstleistung erst festlegen, wann etwas von »guter
Qualität« und wann etwas von »schlechter Qualität« ist. Für das
Beispiel mit dem Fußball könnte dies bedeuten: Ein Fußball ist
von guter Qualität, wenn er aus Leder – und nicht aus Plastik –
besteht. Wie an diesem Beispiel deutlich wird, kann man über
gute Qualität höchst unterschiedlicher Meinung sein.

Wenn von guter Pflegequalität die Rede ist, sollte man sich einige Bereiche der Pflege im Detail anschauen und dann festlegen,
was gute und was weniger gute Qualität ist. Genau dies wurde im
Rahmen der Expertenstandards gemacht. Hier ist festgelegt, was
aus fachlicher Sicht und wissenschaftlich nachgewiesen als gute
Pflege angesehen werden kann. Und das ist nicht mehr beliebig,
sondern ausgesprochen verbindlich, weil sich Pflegefachkräfte
mit den Expertenstandards auf ein klar definiertes Niveau pflege-
rischer Leistung festgelegt haben.

Zum Aufbau dieses Ratgebers

Dieser Ratgeber versteht sich als Verbraucherversion der nationalen, pflegerischen Expertenstandards. Aus diesem Grund orientiert sich alles, was in diesem Ratgeber steht, inhaltlich an den Ergebnissen der veröffentlichten Abschlussdokumente des Expertengremiums (siehe Literaturhinweise auf Seite 154). Die einzelnen Kapitel zu den Expertenstandards sind in drei Bereiche gegliedert:

Am Anfang wird ein kurzer Überblick über das pflegerische Problem, welches dem Expertenstandard zu Grunde liegt, und die Bedeutung für die Betroffenen gegeben. Im Mittelteil finden sich Informationen zu Ursachen, Risikofaktoren und möglichen pflegerischen Maßnahmen. Am Ende des jeweiligen Kapitels wird anhand von Checklisten aufgeführt, woran man darüber hinaus erkennen kann, ob ein ambulanter Pflegedienst, ein Pflegeheim oder ein Krankenhaus nach dem jeweiligen Expertenstandard arbeitet. Außerdem werden Hinweise für Pflegende zu Hause gegeben.

Das Zusammenspiel zwischen Pflegefachkräften, Betroffenen und Angehörigen bei der Erkennung und dem Umgang mit pflegerischen Problemen hat eine hohe Bedeutung. Pflegefachkräfte können vor allem in der ambulanten Pflege nicht immer vor Ort sein, jedoch können sie durch Beratung und Anleitung viele Hilfestellungen geben, wodurch sich pflegerische Probleme für die Angehörigen deutlich eingrenzen lassen. Dieses Zusammenspiel sollte – und dies gilt für alle Bereiche der pflegerischen Versorgung – immer als Partnerschaft verstanden werden: Jeder Partner übernimmt für einen Teilbereich der Pflege die Verantwortung. Dies bedeutet allerdings auch, dass kritisches Nachfragen durch Angehörige und Betroffene sinnvoll und erwünscht ist. Wenn ein Pflegedienst, ein Altenheim oder auch ein Krankenhaus nach den Expertenstandards arbeitet (zum Teil wird davon gesprochen, dass der Standard »implementiert« wurde),

ist dies oftmals ein gutes Zeichen für eine qualitativ hochwer-
tige pflegerische Versorgung. Wenn eine Einrichtung oder ein
Pflegedienst vorgibt, danach zu arbeiten, sollten Betroffene
deshalb auch die pflegerische Qualität, die durch den jeweiligen
Standard festgeschrieben wird, einfordern.

Sowohl Betroffene selbst als auch pflegende Angehörige oder
Angehörige, deren pflegbedürftige Angehörige im Heim sind oder
von einem ambulanten Pflegedienst gepflegt werden, erhalten
somit Hinweise zur richtigen Pflege. Der Ratgeber soll als Nach-
schlagewerk dienen für die unterschiedlichen Pflegesituationen.

Wie finde ich das richtige Pflegeheim? Eine Checkliste

Wenn man sich in einer Situation befindet, in der man einen ambulanten Pflegedienst oder ein Pflegeheim wählen muss, stellt
sich zwangsläufig die Frage nach der »besten« Einrichtung.
Wichtige Fragen im Hinblick auf gute Pflege werden in den nach-
folgenden Kapiteln des Ratgebers beantwortet. Diese stellen
aber nur einen Ausschnitt aus den Bereichen dar, die für die
Wahl eines Dienstes oder einer Einrichtung von Bedeutung sind.

Für die Auswahl eines geeigneten Pflegeheimes können Sie sich
an folgender Checkliste orientieren. Bestenfalls sehen Sie sich
rechtzeitig mehrere Einrichtungen an und nehmen dazu immer
eine Person des Vertrauens mit. Dies ist unabhängig davon, ob
Sie die Einrichtung für sich selbst oder für einen Angehörigen
suchen. Hierbei ist zu beachten, dass Qualitätskriterien, die
man sehen kann (zum Beispiel ein schöner Raum), besser zu
überprüfen sind, als zum Beispiel die Fähigkeiten des Personals

oder die Möglichkeit zur individuellen Lebensführung. Zum Teil
hat man zur Beurteilung dieser Punkte nur die Aussagen der
Verantwortlichen. In jedem Fall ist es aber hilfreich, sich vor Ort
ein Bild zu machen.

[ ] Tipp zur Pflegeheimsuche

Über die Datenbank www.bkk-pflegefinder.de **des BKK-
Bundesverbandes können Sie nach einem Pflegeheim,
einem Hospiz, einem Betreuungsangebot oder einem
ambulanten Pflegedienst in der Nähe suchen. Neben der
Anschrift erfahren Sie zudem, mit welchen Kosten Sie
rechnen müssen.**

Lage der Einrichtung

Das Umfeld des Pflegeheims kann für das zukünftige Leben von
großer Bedeutung sein. Was in diesem Punkt »gut« oder »weniger gut« ist, hängt allerdings von der persönlichen Situation ab.
Wer noch mobil ist, für den sind vielleicht eine gute Anbindung
an öffentliche Verkehrsmittel oder ein zentral gelegenes Heim
wichtig. Für andere könnten der Nahbereich des Heimes mit
Grünanlagen oder andere Details wichtig sein. Hier folgt eine
Auswahl möglicher Kriterien:

Vergleich: Lage der Einrichtung			
	Einrichtung 1	Einrichtung 2	Einrichtung 3
Liegt das Pflegeheim im Stadtzentrum?			
Liegt das Pflegeheim am Stadtrand?			

Vergleich: Lage der Einrichtung			
	Einrichtung 1	Einrichtung 2	Einrichtung 3
Liegt das Pflegeheim auf dem Land?			
Wie ist die Anbindung an öffentliche Verkehrsmittel?			
Gibt es ein Geschäft/ einen Kiosk (sonstige Geschäfte)/eine Apotheke in der Nähe?			
Gibt es Facharztpraxen in der Nähe?			
Sind Parkplätze vorhanden?			
Ist die Umgebung ruhig?			
Ist ein barrierefreier Park gut erreichbar?			

Das Gebäude und die Zimmer

Wie bei der Suche nach einer neuen Wohnung sollte man sich die Räume, in denen man die nächsten Jahre verbringt, genau ansehen. Auch aufgrund der hohen Kosten ist es heutzutage häufig nicht möglich, in einem Pflegeheim ein Einzelzimmer zu erhalten. Umso bedeutender ist die Frage, wie die Ausstattung der Räume ist, inwiefern man eigene Möbel unterbringen kann und ob man sich auch außerhalb der Wohnräume wohlfühlen kann.

Vergleich: Gebäude und Zimmer			
	Einrichtung 1	Einrichtung 2	Einrichtung 3
Ist der Zugang zum Gebäude rollstuhlgeeignet?			
Ist der Eingangsbereich sauber, freundlich, hell und übersichtlich?			
Gibt es Sitzgelegenheiten?			
Gibt es einen Empfang?			
Ist der Empfang besetzt (wenn ja, zu welchen Zeiten)?			
Gibt es im Gebäude Aufzüge?			
Sind die Farben freundlich und einladend?			
Gibt es sichtbare Mängel (schmutzige Tapeten, bröckelnder Putz, Schimmel)?			
Sind Flure und Räume barrierefrei?			
Sind die Möbel der Einrichtung sauber und funktional?			
Gibt es ausreichende und gut lesbare Hinweisschilder?			

Vergleich: Gebäude und Zimmer			
	Einrichtung 1	Einrichtung 2	Einrichtung 3
Findet man sich gut zurecht?			
Gibt es einen Briefkasten oder ein Postfach?			
Gibt es Gemeinschaftsräume?			
Gibt es Gemeinschaftsküchen?			
Können eigene Möbel mitgebracht werden?			
Dürfen Haustiere mitgebracht werden?			
Dürfen Pflanzen mitgebracht werden?			
Wirken die Räume der Bewohner freundlich?			
Werden Einzelzimmer angeboten?			
Gibt es genügend Schränke und Stauraum in Doppelzimmern?			
Ist das Bad behindertengerecht (zum Beispiel ausreichend Platz, ebenerdige Dusche, erhöhter Toilettensitz)?			
Gibt es einen privaten Telefon- und Fernseh- und Internetanschluss?			

Vergleich: Gebäude und Zimmer			
	Einrichtung 1	Einrichtung 2	Einrichtung 3
Gibt es im Gebäude Essensgerüche?			
Gibt es im Gebäude unangenehme Gerüche?			
Gibt es die Möglichkeit, Probe zu wohnen?			
Haben die Zimmer Balkone/Terrassen?			
Sind die Gebäude auch für Demenzkranke geeignet?			

Leistungsangebot des Heimes

Ein Teil des Tagesablaufes in einer stationären Pflegeeinrichtung ist vorgeplant. Je nach Einrichtung kann aber vieles auch individuell ablaufen, vom Aufstehen am Morgen bis zu den Freizeitangeboten. Auch die darüber hinausgehenden Leistungen können je nach Heim sehr unterschiedlich sein. Am Besten lassen Sie sich einen typischen Tagesablauf schildern.

1

Vergleich: Leistungsangebot			
	Einrichtung 1	Einrichtung 2	Einrichtung 3
Ist eine individuelle Tagesgestaltung möglich?			
Kann der Pflege-bedürftige selbst bestimmen, wie lange er schlafen möchte?			
Wird der Bewohner an der Planung der Pflege beteiligt, kann er Wünsche äußern (zum Bei-spiel lieber duschen oder baden)?			
Gibt es eine seelsorgerische Betreuung?			
Gibt es feste/flexi-ble Zeiten für/den Besuch/den Aufent-halt außerhalb/der Einrichtung?			
Gibt es ein Café oder sonstige Frei-zeiteinrichtungen?			
Gibt es regelmäßige Freizeitangebote?			
Gibt es einen Friseur?			
Gibt es Betreu-ungsangebote für die Abend- und Nachtstunden?			

Vergleich: Leistungsangebot			
	Einrichtung 1	Einrichtung 2	Einrichtung 3
Gibt es Sport-angebote?			
Wird die Versorgung mit Medikamenten/ die medizinische Versorgung sicher-gestellt? (Wenn ja: wie?)			
Gibt es für Ihre spezielle Situation (zum Beispiel die Betreuung eines de-menziell erkrankten Angehörigen) ein spezielles Betreu-ungsangebot/spezi-alisiertes Pflegeper-sonal?			
Gibt es zusätzliches Personal für Betreu-ungsangebote?			
Werden Ihnen die zu erwartenden Kosten verständlich erläutert?			

Ernährung und Esskultur

Mangelernährung stellt ein zunehmendes und schwerwiegendes Problem für Menschen in Pflegeeinrichtungen dar. Daher sollte auch das Leistungsangebot und die Ausstattung im Hinblick auf die Mahlzeiten ein Kriterium bei Auswahl der Pflegeeinrichtung sein. Fragen Sie bei der Einrichtungsleitung nach, ob Sie an einer Mahlzeit teilnehmen können. Auf diese Weise können Sie einen guten Einblick über die Atmosphäre und den Umgang in der Einrichtung bekommen.

Weiterführende Informationen finden Sie im Kapitel »Richtige Ernährung für Pflegebedürftige« ab Seite 133.

Vergleich: Ernährung und Esskultur			
	Eirichtung 1	Einrichtung 2	Einrichtung 3
Gibt es flexible Zeiten für die Einnahme der Mahlzeiten?			
Werden die Bewohner bei der Nahrungsaufnahme individuell unterstützt?			
Können Mahlzeiten individuell zusammengestellt werden?			
Kann man aus mehreren Menus wählen?			
Werden Getränke ohne zusätzliche Berechnung zur Verfügung gestellt?			
Besteht die Möglichkeit, die Mahlzeiten im eigenen Zimmer einzunehmen?			
Besteht die Möglichkeit, den Speiseplan mitzubestimmen?			

Vergleich: Ernährung und Esskultur			
	Einrichtung 1	Einrichtung 2	Einrichtung 3
Wird Diätkost angeboten zum Beispiel für Diabetiker oder lactosefreie Kost?			
Ist der Speiseraum ansprechend eingerichtet/Gibt es Tischdekoration?			
Ist die Atmosphäre im Speiseraum angenehm/familiär (oder eher wie in einer Kantine)?			
Regt die Umgebung/Atmosphäre meinen Appetit an?			
Wird das Essen auf Tabletts oder in Schüsseln am Tisch serviert?			
Gibt es zusätzliche Angebote (zum Beispiel Trinknahrung, Obstschalen, Buffet)?			
Werden die Mahlzeiten am Tisch ansprechend und appetitlich hergerichtet?			
Kann ich den Platz, an dem ich sitzen möchte, selbst wählen?			
Gibt es im Speiseraum Abstellmöglichkeiten für Gehhilfen/Rollatoren?			

1

Vergleich: Ernährung und Esskultur			
	Einrichtung 1	Einrichtung 2	Einrichtung 3
Ist die (mir) bekannte Pflegefachkraft kontinuierlich bei den Mahlzeiten anwesend?			
Arbeitet die Einrichtung mit Ernährungsberatern zusammen?			

Personal

Eine gute Betreuung steht und fällt mit dem Personal, das zur Verfügung steht. Qualifikation, Anzahl, aber auch ein vernünftiger Dienstplan, sind ausschlaggebend für eine gute Qualität. Hier eine Auswahl an Punkten, nach denen Sie fragen sollten:

Vergleich: Personal			
	Einrichtung 1	Einrichtung 2	Einrichtung 3
Wie viele Pflegefachkräfte (Altenpfleger/innen, Gesundheits- und Krankenpfleger/innen) werden für welche Anzahl von Bewohnern eingesetzt?			
Wie viele Pflegefachkräfte werden in der Nacht eingesetzt?			

Vergleich: Personal			
	Einrichtung 1	Einrichtung 2	Einrichtung 3
Werden Nachtwachen durch Pflegefachkräfte im unmittelbaren Wohnbereich (nicht auf einer anderen Etage) durchgeführt?			
Gibt es Pflegefachkräfte, die für spezielle Krankheiten, die Wundbehandlung oder Intensivpflege ausgebildet sind?			
Gibt es pflegefachliche Schwerpunkte im Heim für individuellen Pflegebedarf (Schlaganfallpatienten oder Diabetiker)			
Gibt es Sozialarbeiter?			
Gibt es Pflegefachkräfte mit einem Hochschulabschluss?			
Arbeitet das Pflegeheim ständig mit bestimmten Ärzten oder Krankenhäusern zusammen?			
Haben die Bewohner eine ständige zugeteilte Pflegefachkraft (sogenannte Bezugspflege)?			

Vergleich: Personal			
	Einrichtung 1	Einrichtung 2	Einrichtung 3
Wirkt das Personal kompetent?			
Wirkt das Personal gestresst?			

Regelmäßige Transparenzberichte des Medizinischen Dienstes

Stationäre Pflegeeinrichtungen werden regelmäßig vom Medizinischen Dienst der Krankenkassen (MDK) überprüft. Anhand eines Fragenkataloges werden bei einer Begehung des Heimes die Bereiche

····> Pflege und medizinische Versorgung,

····> Umgang mit demenzkranken Bewohnern,

····> soziale Betreuung und Alltagsgestaltung und

····> Wohnen, Verpflegung, Hauswirtschaft und Hygiene

beurteilt sowie eine Befragung von Bewohnern durchgeführt. Die Ergebnisse werden im Schulnotensystem von 1 (sehr gut) bis 5 (mangelhaft) zusammengefasst. Außerdem wird aus den

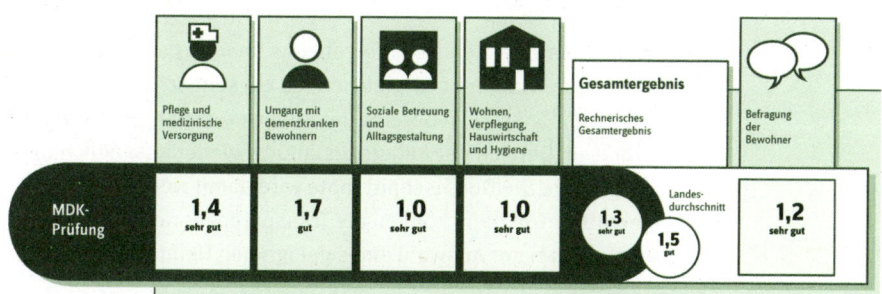

anhand derer man die Einrichtung mit dem Landesdurchschnitt vergleichen kann. Die veröffentlichten Transparenzberichte können Sie auf verschiedenen Internetportalen, über die man nach Pflegeeinrichtungen suchen kann, nachlesen. Solche Transparenzberichte werden ebenso über **ambulante Pflegedienste** erstellt.

Pflegeheime lassen sich nicht vergleichen

Nach der Einführung der Transparenzberichte haben sowohl Verbraucherverbände als auch Pflegeheimbetreiber kritisiert, dass nicht alle wichtigen Aspekte berücksichtigt werden und dass sich die Überprüfung zum großen Teil auf die Dokumentation und nicht auf die Ergebnisse der Pflege stützt. Beispielsweise wird nur ein Bruchteil der Bewohner in Augenschein genommen. Außerdem gibt es keine direkte Qualitätsüberprüfung durch eigene Beobachtungen der Prüfer (zum Beispiel, ob ein Verbandwechsel auch korrekt durchgeführt wird). Auch die Befragung von Bewohnern gibt nur ein eingeschränktes Bild wieder, da zum Beispiel Menschen mit einer fortgeschrittenen Demenzerkrankung nicht befragt werden.

[ ] Tipp zur Pflegeheimsuche

Ausführlichere Informationen und Beratung zu diesem Thema erhalten Sie in den wohnortnahen, kommunalen Pflegestützpunkten und bei den Pflegekassen.

Darüber hinaus lassen sich Pflegeheime anhand der Gesamtnote nur eingeschränkt vergleichen, da ein sehr schlechtes Ergebnis zum Beispiel im Bereich der Pflege durch ein sehr gutes Ergebnis im Bereich der Alltagsgestaltung wieder ausgeglichen werden kann. Die Durchschnittsnote wird damit weniger aussagekräftig. Trotzdem können die Transparenzberichte ein Anhaltspunkt bei der Auswahl eines geeigneten Heimes sein.

1

Manche Pflegeheime haben mittlerweile auch eigene Qualitätsberichte veröffentlicht. Diese Berichte sind eine Zusam-
menstellung aller wichtigen Daten und Fakten der Einrichtung,
angefangen von der räumlichen Ausstattung über die Leis-
tungsangebote bis hin zur Personalstruktur. Teilweise führen
Heime auch Bewohnerbefragungen durch, die Aufschluss
über die Zufriedenheit geben oder auch Verbesserungsbedarf
feststellen. Qualitätsberichte oder Befragungen können eine
wertvolle Informationsquelle und bei der Entscheidung für oder
gegen ein Heim hilfreich sein. Aber: Es gibt keine vorgegebene,
einheitliche Struktur für Qualitätsberichte. Dies erschwert die
Vergleichbarkeit von Heimen. Ähnlich verhält es sich bei Bewohnerbefragungen. Da diese in der Regel von den Heimen selbst
durchgeführt werden, muss man diese Ergebnisse kritisch hin-
terfragen, besonders wenn sich alle Ergebnisse zwischen »sehr
gut« und »optimal« bewegen.

Pflegeheim im Internet finden

Es gibt verschiedene Internetseiten, über die man die Suche
nach einer geeigneten Pflegeeinrichtung beginnen kann. Dort
können Sie beispielsweise konkret nach Heimen in Ihrer Umgebung suchen und einen Einblick in die Transparenzberichte nehmen. Auch finden Sie dort Informationen zum Leistungsangebot
und zu den Kosten, mit denen der Heimaufenthalt verbunden ist.

Hilfen bei der Pflegeheimsuche oder sogenannte Pflegheim-
Navigatoren bieten neben www.bkk-pflegefinder.de die
Krankenkassen oder die Weisse Liste, www.weisse-liste.de
beziehungsweise www.pflegeheim.weisse-liste.de. Das Inter-
netportal www.heimverzeichnis.de, das vom Bundesministe-
rium für Ernährung, Landwirtschaft und Verbraucherschutz
gefördert wird, ist mit seiner großen Datenbank auch ein wichtiger Helfer bei der Suche nach dem richtigen Pflegeheim in
Ihrer Stadt.

Tipps für Angehörige

Menschen können plötzlich durch einen Unfall oder aufgrund einer Krankheit pflegebedürftig werden. Angehörige und die Betroffenen selbst müssen sich auf eine veränderte Situation einstellen.

---> Wenn der Angehörige im Krankenhaus liegt, helfen dort die Sozialdienste mit ersten Informationen, Hinweisen und organisatorischen Maßnahmen.

---> Informieren Sie sich bei Ihrer Krankenkasse, Ihrem Hausarzt, Wohlfahrtsverbänden, dem Medizinischen Dienst und Ihrer Verbraucherzentrale, ob und wie Sie Ihren Angehörigen zu Hause pflegen können.

---> Fragen Sie Ihre Krankenkasse, ob es in Ihrer Nähe Pflegestützpunkte gibt, die nach dem Gesetz verpflichtet sind, Sie rund um das Thema Pflege zu beraten.

---> Klären Sie mit Ihrer Familie, ob eine Pflege zu Hause möglich ist, ob Sie eine zusätzliche Unterstützung benötigen oder ob ein Pflegeheim die bessere Lösung ist.

---> Besprechen Sie alle Fragen mit Ihrem Angehörigen, auch was er noch selbstständig machen kann.

---> Fragen Sie Ihren Arzt, wie er Ihren Gesundheitszustand oder den des Angehörigen bewertet.

---> Fragen Sie den Arzt nach Hilfsmitteln.

---> Wenn Sie zu Hause Ihren Angehörigen pflegen, besuchen Sie Pflegekurse, die Krankenkassen oder Wohlfahrtsverbände anbieten.

---> Wer Angehörige pflegt, sollte auch seine Kräfte realistisch einschätzen und Erholungsphasen einplanen und sich um zeitlich befristete Pflegefachkräfte bemühen.

---> Wichtig ist auch, so schnell wie möglich einen Antrag auf Leistungen aus der Pflegversicherung zu stellen.

Auswahl eines ambulanten Pflegedienstes

Ehe Sie sich für einen ambulanten Pflegedienst entscheiden, sollten Sie überlegen, welche Hilfe überhaupt für Pflege, Haushalt oder Betreuung notwendig ist und welche Unterstützung Sie eventuell mit Angehörigen, Nachbarn oder Freunden organisieren können und für welchen Bereich professionelle Hilfe erforderlich ist. Vergleichen Sie die Leistungen und den Service verschiedener Anbieter.

Die Pflegekassen leisten nur für Pflegeeinrichtungen, für die eine Zulassung besteht. Mit den meisten Pflegeeinrichtungen haben die Pflegekassen Vergütungsvereinbarungen getroffen. Diese Pflegedienste sind an diese Vereinbarung gebunden und können direkt mit der Pflegekasse abrechnen. Die Pflegekassen tragen die Kosten im Rahmen der üblichen Höchstsätze.

Bevor Sie sich für einen bestimmten Pflegedienst entscheiden, finden Sie hier einige Hinweise.

Kontaktaufnahme, Erstbesuch und Beratung			
	Pflege-dienst 1	Pflege-dienst 2	Pflege-dienst 3
Ist der Pflegedienst zu einem möglichst kostenlosen Hausbesuch bereit, um über sein Angebot und seine Leistungen zu informieren?			
Bietet der Pflegedienst Informationsmaterial an?			
Übergibt er vorab einen Vertrag zur Prüfung?			

Kontaktaufnahme, Erstbesuch und Beratung			
	Pflege- dienst 1	Pflege- dienst 2	Pflege- dienst 3
Wurden alle Fragen freundlich und kompetent beantwortet?			
Werden die Angehörigen auf Wunsch in die Planung mit einbezogen?			
Gibt es einen festen Ansprechpartner für Fragen und Beschwerden?			
Verfügt der Pflegedienst über ein Pflegekonzept?			
Gibt es für die geplanten Hilfen einen kostenlosen Kostenvoranschlag, aus dem ersichtlich wird, welchen Anteil die Kranken- und Pflegekasse übernimmt und welchen Anteil der Patient selbst zahlen muss?			
Werden Service- und Zusatzleistungen wie Essen auf Rädern oder Fußpflege angeboten? Gibt es hierfür eine Preisliste?			

Anzahl und Qualifikation des Personals			
	Pflege- dienst 1	Pflege- dienst 2	Pflege- dienst 3
Wie viel Personal beschäftigt der Pflegedienst?			
Ist die Betreuung durch ein festes Pflegeteam möglich?			

1

Anzahl und Qualifikation des Personals			
	Pflege-dienst 1	Pflege-dienst 2	Pflege-dienst 3
Gibt es Mitarbeiter, die sich spezialisiert haben, beispielsweise auf die Pflege altersverwirrter Patienten?			
Ist der Pflegedienst bei einer Pflegekasse zugelassen?			
Ist der Pflegedienst auch bei der Krankenkasse etwa für die medizinische Behandlungspflege (beispielsweise für Insulinspritzen oder Verbände legen) zugelassen?			
Welche Arbeiten werden überwiegend von Pflegefachkräften und welche von angelerntem Personal erbracht?			

Erreichbarkeit des Pflegedienstes			
	Pflege-dienst 1	Pflege-dienst 2	Pflege-dienst 3
Kann der Pflegedienst im Bedarfsfall möglichst schnell kommen?			
Ist der Pflegedienst auch an Sonn- und Feiertagen und – falls erforderlich – auch nachts erreichbar?			
Gibt es einen Bereitschaftsdienst oder einen Notruf?			

Berücksichtigung individueller Pflegebedürfnisse			
	Pflege-dienst 1	Pflege-dienst 2	Pflege-dienst 3
Wird ein Pflegeplan entsprechend der individuellen Bedürfnisse und Gewohnheiten des Betroffenen, etwa Aufsteh- und Schlafenszeiten erstellt?			
Können Betroffene oder die Angehörigen bei der Aufstellung des Pflegeplanes auf Wunsch mitentscheiden?			
Werden religiöse und weltanschauliche Gefühle und Bedürfnisse beachtet?			
Erhalten die Angehörigen Tipps zur Pflege?			
Werden feste Pflegezeiten vereinbart und wird vorab darüber informiert, falls diese sich ändern?			
Wird der Schlüssel des Patienten so verwahrt, dass nur berechtigte Personen Zugang erhalten?			

Leistungsnachweise

Der Pflegedienst muss den Nachweis über konkret erbrachte Leistungen führen. Dies geschieht auf einem monatlich zu erstellenden Abrechnungsblatt (Leistungsnachweis).

Lassen Sie sich monatlich eine Kopie des Leistungsnachweises
aushändigen, um die abgerechneten Leistungen zu überprüfen.
Sollten Sie sich für eine Kombinationsleistung (Geld- und Sachleistung) entschieden haben, haben Sie neben der Sachleistung
durch den ambulanten Pflegedienst einen Restanspruch auf
Pflegegeld. In diesem Fall sollten Ihnen die abgerechneten Sach-
leistungen aufgeschlüsselt nachgewiesen werden.

Pflegedokumentation

Der Pflegedienst sollte eine Pflegedokumentation führen, die
beim Pflegebedürftigen verbleibt, und erst nach Beendigung
des Dienstverhältnisses an den Pflegedienst zurückgeht. In
dieser Akte wird die aktuelle Pflegesituation dokumentiert und
jede Veränderung aufgeführt, die möglicherweise andere Pfle-
gedienstleistungen erforderlich macht. Sie sollten vereinbaren,
dass alle an der Pflege Beteiligten – also auch pflegende Angehörige, der Hausarzt oder der Medizinische Dienst der Kranken-
versicherung (MDK) – Einsicht nehmen und auch Eintragungen
vornehmen dürfen.

Qualitätssiegel und Zertifikate

Einige ambulante Pflegedienste verfügen über sogenannte Gütesiegel oder Zertifikate, die beispielsweise von Berufsverbänden,
Technischen Überwachungsvereinen, Beratungsunternehmen
oder anderen Einrichtungen vergeben werden.

Ein solches Zertifikat oder Gütesiegel setzt voraus, dass sich
der ambulante Pflegedienst durch Außenstehende zu einem
bestimmten Zeitpunkt testen ließ. Diesen Gütesiegeln und Zer-
tifikaten können allerdings unterschiedliche Qualitätskriterien
zugrunde liegen. Trägt ein ambulanter Pflegedienst eine solches

Gütesiegel oder Zertifikat, heißt dies noch lange nicht, dass er die von Ihnen gewünschte Leistung beziehungsweise Qualität erbringt. Darüber hinaus ist es nicht selbstverständlich, dass ein ambulanter Pflegedienst, der beispielsweise vor zwei Jahren getestet wurde, heute noch dieselbe Pflegequalität bietet.

[ ] **Lesetipp**

Um Ihren Angehörigen Entscheidungen zu erleichtern, sollten Sie unbedingt in einer Patientenverfügung, Vorsorgevollmacht und Betreuungsverfügung Ihren Willen ausdrücken, was zu tun ist, wenn Sie Ihre Angelegenheiten nicht mehr selber regeln können. Das Buch der Verbraucherzentralen »Patientenverfügung – Vorsorgevollmacht und Betreuungsverfügung« informiert darüber, wie Sie die Verfügungen verfassen sollten (siehe Seite 168).

Hinweise zur **Auswahl des richtigen Krankenhauses** und darauf, was Sie vor, während und nach dem Aufenthalt im Krankhaus tun müssen, finden Sie unter www.weisse-liste.de.

Vermeidung von Druckgeschwüren

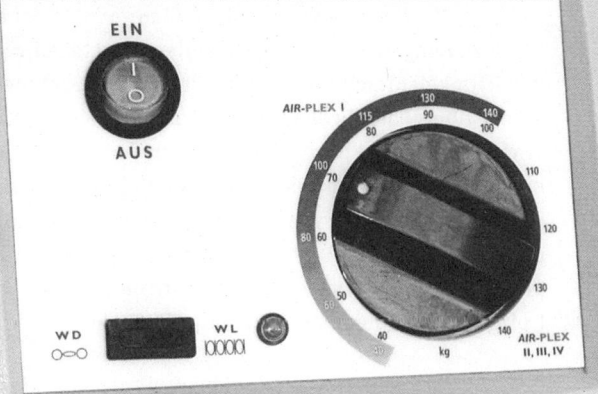

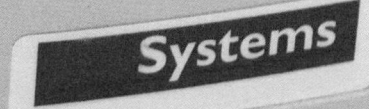

Frühzeitiges Erkennen wichtig

Druckgeschwüre können im Krankenhaus oder in der ambulanten beziehungsweise stationären Pflege entstehen, weil Pflegebedürftigkeit oft mit Bettlägerigkeit oder eingeschränkter Bewegung einhergeht, die das Risiko für ein Druckgeschwür erheblich erhöhen. Um Druckgeschwüre zu verhindern oder zu heilen, bedarf es einer engen Zusammenarbeit von Betroffenen und Experten. Das Erkennen von Druckgeschwüren im Anfangsstadium und Maßnahmen zur Verhinderung von Druckgeschwüren (Prophylaxe) können oftmals nur dann wirksam sein, wenn die Betroffenen, Patienten und Angehörige aktiv dabei mitwirken.

Hauptursache: anhaltender Druck

Als Druckgeschwür – manchmal spricht man auch vom Wundliegen – in der Fachsprache Dekubitus genannt, wird eine Schädigung der Haut und des darunter liegenden Gewebes bezeichnet. Das Ausmaß der Schädigung reicht dabei von einer leichten und zum Teil schmerzhaften Rötung bis hin zu einem tiefgehenden Absterben von Haut- und Muskelgewebe.

Ein Druckgeschwür kann immer dann entstehen, wenn auf einen Hautbereich für eine bestimmte Zeit ein anhaltender Druck ausgeübt wird. Der Zeitraum, von dem ab der anhaltende Druck eine Hautschädigung hervorruft, hängt stark vom individuellen Gesundheitszustand ab. Schon Zeiten von 10 bis 20 Minuten mit einem hohen Druck können zu Problemen führen, wenn die betroffene Person zu keiner eigenen Bewegung fähig ist.

Eine Schädigung der Haut ist dabei in sitzender und liegender Position an prinzipiell jeder Körperstelle möglich. Besonders gefährdet sind dabei Körperstellen, bei denen dicht unter der Haut Knochenvorsprünge liegen, zum Beispiel am Hinterkopf, am Schulterblatt, an der Ferse oder am Steißbein. Daneben kann ein Druckgeschwür beispielsweise auch bei der Verwendung von bestimmten Verbänden, bei Gipsschienen oder auch Sauerstoffsonden entstehen – immer dann, wenn eine Oberfläche (zum Beispiel Metallschiene, Gips, Kunststoffschlauch) über einen bestimmten Zeitraum einen Druck auf die Haut ausübt.

2

Neben der Hauptursache Druck und Zeit gibt es weitere Faktoren, welche die Entstehung eines Druckgeschwürs beeinflussen:
---> Eingeschränkte Möglichkeit, sich zu bewegen (zum Beispiel durch Bettlägerigkeit) und
---> Reibungs- und Scherkräfte

Noch nicht alle Einflüsse auf die Entstehung von Druckgeschwüren sind ausreichend erforscht, jedoch wird vermutet, dass beispielsweise Mangelernährungszustände bei schwerkranken Menschen und ein schlechtes Hautmilieu (zum Beispiel zu trockene oder zu feuchte Haut) die Entstehung eines Druckgeschwürs eher fördern. Dabei ist zu bedenken, dass der Hautzustand auch durch die Umgebung mit beeinflusst wird (Beispiel: durch Schwitzen oder Inkontinenz durchfeuchtetes Bettzeug oder Kleidung).

Als **Scherkräfte** bezeichnet man in diesem Zusammenhang den Vorgang, wenn ein Teil der Haut in eine Richtung bewegt wird, ein anderer Teil sich jedoch nicht oder sogar in eine andere Richtung bewegt, wodurch es zu einer schlechteren Durchblutung der betroffenen Hautabschnitte kommt (beispielsweise beim Herabrutschen im Bett oder im Stuhl). Zu einer Reibung und damit zu einer Schädigung der Haut kann es zum Beispiel beim Hochziehen im Bett kommen. Durch die Wirkung dieser unterschiedlichen Kräfte können die Hautschichten geschädigt und die Entstehung eines Druckgeschwürs beschleunigt werden.

Das Risiko, ein Druckgeschwür zu bekommen, besteht nicht nur bei alten und hochgradig pflegebedürftigen Menschen. Auch junge Menschen, die **Einschränkungen der Beweglichkeit** oder des Körperempfindens haben (zum Beispiel durch eine Lähmung) sind gefährdet. Unbewusste Signale des Körpers, die gesunde Menschen beispielsweise auch in der Nacht zu einem Lagewechsel veranlassen, sind nicht mehr vorhanden. Während und nach Operationen besteht ebenso eine erhöhte Gefahr für ein Druckgeschwür. Bei ungünstigen Voraussetzungen kann ein Dekubitus selbst innerhalb sehr kurzer Zeit oder über Nacht entstehen. Gefährdet ist zudem, wer auf jegliche Art von Prothesen oder die Verwendung von anderen Hilfsmitteln, die Körperkontakt haben, angewiesen ist. Wenn schon ein erhöhtes Risiko besteht, kann es durch kleine und alltägliche Dinge zum Beispiel Krümel im Bett oder zu eng anliegende Kleidung schnell zu einem Druckgeschwür kommen.

Im Krankenhaus, einem Pflegeheim oder in der ambulanten Pflege ist es unter anderem Aufgabe der qualifizierten Pflegefachkräfte, das Risiko für ein Druckgeschwür einzuschätzen und auch die Höhe des Risikos – zum Teil anhand spezieller

[ ]   Tipp

Egal ob Sie gepflegt werden, die Pflege selber durchführen oder jemanden pflegen: Es ist immer wichtig, auch selbst die Augen offen zu halten, um im Zweifel fachlichen Rat einholen zu können.

Skalen – zu bewerten. Da es keine eindeutige Möglichkeit gibt, das Dekubitusrisiko zu messen, haben die Erfahrung, das Fachwissen und die Sorgfalt der Pflegefachkräfte hier eine besondere Bedeutung.

Ein Druckgeschwür im Anfangsstadium ist häufig durch eine Rötung der Haut zu erkennen. Nicht jede Hautrötung ist jedoch ein Zeichen für eine Schädigung. Da sich auch eine gesunde Haut zum Beispiel bei Wärme rötet, kann man durch den sogenannten **Fingertest** prüfen, ob es sich um eine normale Rötung handelt oder sich ein Druckgeschwür gebildet hat.

Der Fingertest wird folgendermaßen durchgeführt:
- Mit dem Zeigefinger wird zwei Sekunden auf einen geröteten Hautbereich gedrückt.
- Direkt, nachdem der Finger wieder weggenommen wurde, betrachtet man die Haut:
  - Die Haut bleibt rot: ein Druckgeschwür liegt vor;
  - die Haut ist am Punkt des Fingereindrucks weiß verfärbt: kein Druckgeschwür.

Wichtig ist zu wissen, dass Druckgeschwüre nicht immer vermeidbar sind, sich aber auch heilen lassen. Wenn Sie nicht ganz sicher sind oder Veränderungen an Ihrer Haut oder der Ihres Angehörigen feststellen, die mit Schmerzen einhergehen oder die Sie nicht deuten können, sollten Sie sich fachlichen Rat durch eine Pflegefachkraft oder einen Arzt einholen.

Vorbeugen ist das A und O

Wenn ein erhöhtes Risiko für die Entstehung eines Druckgeschwürs besteht, müssen in erster Linie Maßnahmen zur **Druckentlastung** durchgeführt werden. Je nach Ursache der Gefährdungen können dabei eine ganze Reihe von vorbeugenden Maßnahmen (in der Fachsprache Prophylaxen genannt) zur Anwendung kommen.

Für Angehörige, die zu Hause pflegen, gibt es spezielle Kurse, die grundlegendes Pflegewissen in Theorie und Praxis vermitteln. Krankenkassen sind verpflichtet, entsprechende Angebote für ihre Versicherten bereitzustellen und auch umfassend zu beraten. Informieren Sie sich bei Ihrer Kasse über Schulungs- und Beratungsmöglichkeiten.

Bewegungsförderung und Mobilisation

Bewegung bedeutet Druckentlastung. Durch eine regelmäßige Veränderung der Körperposition werden gefährdete Stellen vom Druck entlastet. Wie häufig und wie aufwendig der Lagewechsel erfolgen muss, sollte individuell und fachkundig bestimmt werden. Nach einer ausführlichen Anleitung können auch Angehörige von Schwerstpflegebedürftigen dabei mithelfen oder diese vorbeugenden Maßnahmen selbstständig durchführen.

Wer wegen seiner Erkrankungen hauptsächlich im Bett liegen muss, kann in der Regel – mit entsprechender Unterstützung und Bewegungstechniken – zumindest zeitweise auf der Bettkante oder auch in einem Stuhl sitzen. Dies kann das Risiko eines Druckgeschwürs erheblich reduzieren und hilft auch, weitere belastende Folgen der Pflegebedürftigkeit, zum Beispiel eine Versteifung der Gelenke, zu vermeiden. Durch Bewegungstechniken, die Angehörige und Laien in entsprechenden Kursen erlernen können, sollte ebenso die Wirkung von Scherkräften auf die Haut bestmöglich verhindert werden. Reibungen und Scherkräfte führen zu Verformungen der Blutgefäße. Das führt wiederum dazu, dass die betroffenen Hautpartien schlechter oder zeitweise gar nicht mit Blut versorgt werden. Gerade bei älteren Menschen, bei denen eine Abnahme des Wassergehaltes der Haut zu einem Elastizitätsverlust führt, kann es durch Scherkräfte zu einer Trennung ganzer Hautschichten voneinander kommen.

Empfehlenswerte Positionen

Zwar müssen Häufigkeit und das Ausmaß der Lageänderungen
individuell bestimmt werden, nach Einschätzung der Experten
gibt es jedoch für zwei Situationen wissenschaftlich begründete
Empfehlungen: Bei bettlägerigen Menschen sind leichte Schräg-
lagerungen auf die rechte oder linke Seite – Fachleute sprechen
hier von einer **30°-Lagerung** – zu empfehlen. Diese können
beispielsweise relativ leicht mit einem Kissen oder einer Decke,
die den Körper nach hinten abstützt, erreicht werden. Im Sitzen
ist hingegen ein Stuhl mit Armlehnen und einer leicht schrägen
Rückenlehne von Vorteil. Zusätzlich sollte die Möglichkeit bestehen, die Füße abzustützen (zum Beispiel mit einem kleinen
Hocker) oder die Unterschenkel hochzulegen.

Für den Fall, dass die Druckbelastung durch einen Fremdkörper
(zum Beispiel einen Verband oder eine Gipsschiene) verursacht
wird, sollte dieser Druck am besten ganz beseitigt werden.
Durch fachgerechte Anlage und gegebenenfalls eine Polsterung
dieser Objekte kann die Druckauswirkung in der Regel ebenfalls
ausreichend reduziert werden.

Mikrobewegungen

Unter Mikrobewegungen versteht man kleinste Veränderungen
der Körperposition, die auch druckreduzierend auf die Haut wirken. Man weiß mittlerweile, dass der menschliche Körper in der
Nacht solche kleinsten Lageveränderungen automatisch durch-
führt. Die pflegerische Vermeidung von Druckgeschwüren durch
Mikrobewegungen ist jedoch ebenfalls noch nicht ausreichend
erforscht. Es ist allerdings davon auszugehen, dass kleine und
in der Regel auch einfach durchzuführende Lageveränderungen
eine wirksame Vorbeugung unterstützen.

Lagerungshilfen

Bei manchen Erkrankungen, während einer Operation oder auch wenn ein Druckgeschwür schon besteht, ist eine regelmäßige Lageänderung nicht durchführbar oder auch nicht ausreichend. Zu diesem Zweck gibt es verschiedene Hilfsmittel, die je nach individueller Situation angewendet werden sollten. Zu diesen Hilfsmitteln zählen Kissen und spezielle Lagerungskeile, aber auch Weichlagerungs- und Wechseldruckmatratzen, die den Druck reduzieren beziehungsweise regelmäßige Druckveränderungen elektronisch gesteuert herbeiführen.

Aber: Nicht jedes System ist für alle, die liegen müssen, geeignet. Falsche Anwendung kann die Entstehung eines Dekubitus im schlimmsten Fall beschleunigen. In jedem Fall sind Hilfsmittel nicht als Ersatz für Bewegungsmaßnahmen einzusetzen.

Manche, in der Vergangenheit durchaus übliche Lagerungshilfen, so zum Beispiel Schaffelle, Watteverbände und Wassermatratzen, werden heute nicht mehr empfohlen, da deren Wirksamkeit zur Druckreduzierung nicht nachgewiesen ist. Auch Lagerungsringe (Luftringe) haben eher eine schädliche Wirkung, da sie zu einer Druckerhöhung führen, wo die Haut auf den Rändern des Ringes aufliegt.

Geeignet sind vielmehr neben den oben genannten Kissen oder Lagerungskeilen auch Handtücher, die Sie rollen oder falten, um sie unter Schultern oder Gesäß zu legen.

Achten Sie darauf, dass zu viele Kissen oder Lagerungshilfsmittel die Eigenbewegung des Patienten hemmen können.

Jeder Versicherte hat einen Anspruch auf Hilfsmittel, wenn vom Arzt ein entsprechender Bedarf festgestellt wird. Dies gilt prinzipiell auch für Heimbewohner. Manche ambulanten Pflegedienste oder Sanitätshäuser beschäftigen speziell ausgebildete Pflegefachkräfte, die bei der Auswahl eines geeigneten Hilfsmittels beraten können.

Hautpflege bietet auch Schutz

Um zu vermeiden, dass der Hautzustand Einfluss auf die
Entstehung eines Druckgeschwürs bekommt, ist eine gute
Hautpflege wichtig. Sie bietet auch Schutz vor anderen Haut-
schäden und Wunden und ist gerade für Menschen mit schweren chronischen Erkrankungen wie beispielsweise Diabetes
sinnvoll. Hautpflege ist ebenso für die Heilung eines Druckgeschwürs von Bedeutung:

····❭ Nehmen Sie für die Hautreinigung am besten klares Wasser
und einen ph-neutralen Waschzusatz.

····❭ Falls die Haut sehr trocken ist, können Sie Emulsionen als
Badezusätze verwenden. Gute Pflegeprodukte finden Sie
auch in den Tests der Stiftung Warentest ····❭ www.test.de

····❭ Benutzen Sie keine Salben oder Cremes, welche die Haut
verschließen (zum Beispiel Vaseline, Melkfett, Zinkpaste).

····❭ Auch desinfizierende oder austrocknende Substanzen (zum
Beispiel Franzbranntwein, alkoholhaltige Präparate) sind für
empfindliche Haut nicht geeignet.

····❭ Mit zum Beispiel Massagen, durchblutungsfördernden
Salben, der Anwendung von Kalt-Warm-Behandlungen (Ein-
reiben mit Eis und anschließendem Fönen) verändern Sie
die Hauttemperatur und beugen so nicht gegen Druckstellen
vor.

Wenn Sie Ihren Angehörigen waschen, sollten Sie dessen Wünsche berücksichtigen und ihm alle Verrichtungen, die er selbst
ausführen kann, selbst überlassen. Dies dauert zwar manchmal länger, beugt aber einer zunehmenden Abhängigkeit von
fremder Hilfe vor. Bei gefährdeten Personen sollten Sie unter
Umständen die routinemäßige Ganzkörperwaschung hinterfra-
gen oder in größeren Abständen vornehmen, da diese zu einer
Austrocknung der Haut führen kann.

Wenn Pflegebedürftige unkontrolliert Urin oder Stuhl verlieren, sollten Sie in jedem Fall in Zusammenarbeit mit dem Hausarzt eine Pflegefachkraft, die mit dieser Problematik vertraut ist, zu Rate ziehen.

Bei der Ernährung wird eine ausreichende Aufnahme von Flüssigkeit, Kohlenhydraten, Eiweiß, Vitaminen und Spurenelementen empfohlen. Vor allem die individuell angepasste Ernährung, aber auch die korrekte Hautpflege, hängen jedoch von vielen Faktoren ab, sodass für diesen Bereich allgemeine Ratschläge nicht ausreichen. In Abhängigkeit von den Grunderkrankungen und der pflegerischen Situation sollten Sie mit den Experten, also möglichst mit dem behandelnden Arzt und den Pflegefachkräften, einen auf die persönliche Situation des Angehörigen abgestimmten, persönlichen Ernährungsplan und Maßnahmen zur Hautpflege vereinbaren.

Weitere Informationen zu den besonderen Anforderungen der Ernährung bei Pflegebedürftigen und demenziell erkrankten Menschen finden Sie im Kapitel »Richtige Ernährung für Pflegebedürftige« ab Seite 133.

Selbstständigkeit fördern

Alle Gründe, die zu einem erhöhten Risiko, ein Druckgeschwür zu erlangen, führen, sollten in einem Maßnahmenplan genannt und soweit möglich beseitigt werden. Hat die eingeschränkte Beweglichkeit ihren Grund etwa in Schmerzen oder falschen Hilfsmitteln, müssen diese Ursachen beseitigt werden. Wichtig ist, die Eigenbeweglichkeit zu fördern und diese nicht noch durch einengende Lagerungsmaßnahmen einzuschränken.

Die Förderung der Selbstständigkeit, der Erhalt von Kraft, Fähigkeiten und Fertigkeiten, manchmal etwas ungenau »aktivierende Pflege« genannt, gehören zu einer wirksamen Dekubitusprophylaxe.

Wird der Expertenstandard »Dekubitusprophylaxe« eingehalten?

2

1. Betroffene müssen informiert werden über:
- Art und den Umfang der Dekubitusgefährdung
- Ursachen der Gefährdung
- Geplante Maßnahmen
- Möglichkeiten, selber, durch eigene Aktivität der Entstehung eines Dekubitus entgegenzuwirken

Hierbei ist zu erwähnen, dass die Informationen vor allem in einer für die Betroffenen verständlichen Art und Weise, sachlich und umfangreich, erfolgen sollen.

2. Folgende Unterlagen müssen Betroffene einsehen können:
- **Eine aktuelle Einschätzung des Dekubitusrisikos**
  Neben der Angabe, ob ein akutes Risiko vorliegt oder nicht, soll hier beschrieben werden, welche Risikofaktoren es gibt und wie sich die Risikoeinschätzung begründen lässt. Es gibt leider keine genaue Definition, was unter »aktuell« zu verstehen ist. Die Einschätzung sollte jedoch nicht älter als vier Wochen sein. Eine erste Einschätzung muss sofort, zu Beginn der Pflege, abgegeben werden. Bei erstmaligem Kontakt – zum Beispiel beim Heimeinzug – oder bei einer Änderung der Situation des Pflegebedürftigen, zum Beispiel bei einer Verschlimmerung einer Krankheit, muss die Einschätzung unverzüglich erfolgen. Denn Druckgeschwüre können sich in ungünstigen Fällen sehr schnell entwickeln.

---> **Ein individueller Bewegungsplan**

Bei vorliegendem erhöhten Risiko müssen die Maßnahmen in einem sogenannten Bewegungsplan (auch:
Lagerungsplan, Mobilisationsplan) festgehalten werden.
Dort steht, wann und in welchen Abständen zum Beispiel
Lageveränderungen und Mobilisationsmaßnahmen
durchgeführt werden sollen. Eine schematische Dar-
stellung (zum Beispiel rechte Seite, Rücken, linke Seite)
reicht dabei nicht aus. Aus dem Plan muss hervorgehen,
dass die Maßnahmen individuell und (soweit möglich) in
Absprache mit dem Betroffenen erfolgen. Zudem muss
die Wirksamkeit der Maßnahme regelmäßig überprüft
werden. In der Fachsprache wird dies als Evaluation bezeichnet. Die Überprüfung und das Ergebnis dieser Überprüfung müssen aus dem Plan und der Dokumentation
hervorgehen.

---> **Eine Dokumentation von Maßnahmen**

Folgender Punkt ist in der aktualisierten Fassung nicht
mehr Bestandteil des Expertenstandards. Dennoch: Alle
durchgeführten Maßnahmen und Einschätzungen müssen dokumentiert, also schriftlich festgehalten werden.
Dies müssen Pflegedienste und Einrichtungen grundsätzlich tun, wenn sie nachweisen möchten, dass die Pflege
angemessen und korrekt durchgeführt wurde. Auch dient
es der oben beschriebenen Überprüfung, ob die durchgeführten Maßnahmen wirklich ausreichend sind, um ein
Wundliegen zu verhindern. Maßnahmen, die durch die
Betroffenen und Angehörigen durchgeführt werden, sollten in diese Dokumentation aufgenommen werden.

3. **Druckreduzierende Hilfsmittel beziehungsweise Unterlagen
müssen unverzüglich eingesetzt werden, wenn die Bewegungsförderung nicht ausreicht.**
Es kann sein, dass die geplanten Maßnahmen zur Bewegungsförderung nach Einschätzung der Pflegefachkräfte

nicht ausreichend sind, um einen Dekubitus zu verhindern. In diesem Fall müssen sofort geeignete Hilfsmittel (zum Beispiel Weichlagerungskissen und -matratzen) zur Verfügung gestellt werden. Spezialbetten (zum Beispiel Luftkissenbetten) sollen innerhalb von zwölf Stunden verfügbar sein. Hier ist ein gutes Zusammenspiel von Kasse, Pflegedienst, Arzt und Sanitätshaus erforderlich, das leider nicht immer funktioniert. Bestenfalls fragen Sie schon bei der Suche nach einem geeigneten Pflegedienst oder einer geeigneten Pflegeeinrichtung nach Erfahrungen und der Zusammenarbeit bei der Beschaffung von Hilfsmitteln.

Wenn schon ein Dekubitus Grad 2 besteht, müssen unter Umständen noch weitere Maßnahmen ergriffen werden, wie sie im Expertenstandard »Pflege von Menschen mit chronischen Wunden« (siehe Seite 47) beschrieben werden. Dazu zählen zum Beispiel die ärztliche Behandlung des Druckgeschwürs sowie eine Druckentlastung unter professioneller Anleitung.

Tipps für die Pflege zu Hause

---> Um Druckstellen oder -geschwüre zu verhindern, ist es wichtig, das Risiko zu erkennen und vorzubeugen.
---> Machen Sie beispielsweise Bewegungsübungen etwa das Aufsetzen am Bettrand, das Gehen mit Unterstützung eines Helfers oder aber auch passive und aktive Bewegungsübungen.
---> Lassen Sie sich von Fachkräften die richtigen Lagerungstechniken erklären.
---> Denken Sie an die regelmäßige und richtige Pflege und Beobachtung der Haut des Pflegebedürftigen.

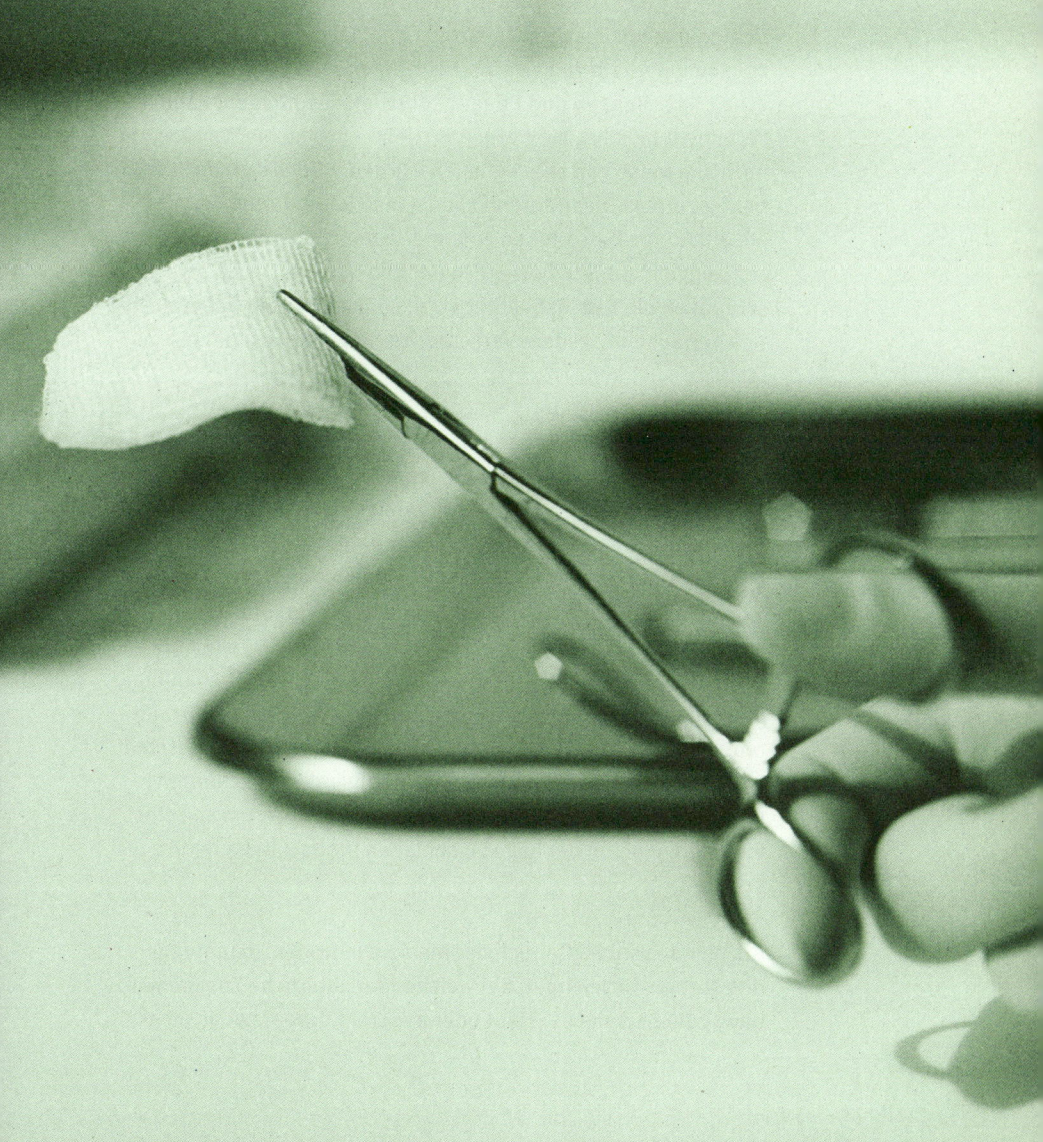

Pflege von Menschen mit chronischen Wunden

Wunden und Wundheilung

Verletzungen gehören zum Leben dazu. Unser Körper hat in der Regel gute Möglichkeiten, damit umzugehen, und mit der richtigen medizinischen Versorgung heilen die meisten Verletzungen innerhalb von vier bis zwölf Wochen aus. Wenn chronische Erkrankungen und Pflegebedürftigkeit vorliegen, kann die Wundheilung stark beeinträchtigt sein. Auch kleine Wunden, die normalerweise von alleine heilen würden, bilden sich nicht mehr richtig zurück. Diese chronischen – also dauerhaften Wunden – stellen für die Betroffenen eine große Belastung dar. Schmerzen, eingeschränkte Beweglichkeit und häufige Verbandwechsel schränken die Lebensqualität stark ein und können bei schlechtem Verlauf eine weitere Verschlechterung des Gesundheitszustandes bewirken.

Die **Versorgung und Behandlung von Wunden** ist in Deutschland zu einem hohen Anteil Aufgabe der Ärzte. Pflegefachkräfte müssen dennoch Wunden beurteilen, reinigen und Verbände anlegen sowie die Patienten und deren Angehörige informieren und beraten. Um diese Aspekte geht es bei den Vorgaben, die vom Expertenstandard Umgang mit chronischen Wunden gemacht werden. Hier werden die Voraussetzungen und Vorgänge beschrieben, welche die Grundlage für eine gute Wundbehandlung darstellen. Als Patient kann man zum Teil nur schwer kontrollieren, ob das Personal zum Umgang mit einer Wunde gut geschult ist. Aus diesem Grund werden in den folgenden Abschnitten wichtige Begriffe und Vorgehensweisen erläutert, um so selbst ein wenig mehr in der Lage zu sein, den Profis auf die Hand zu schauen.

Als Wunde wird im Bereich der Medizin jede »Beschädigung« des Körpers bezeichnet, bei welcher der natürliche Zusammenhang zum Beispiel der Haut oder anderer Körpergewebe nicht mehr vorhanden ist. Akute Wunden können durch äußere Einflüsse wie zum Beispiel durch einen Schnitt oder Schlag, durch Druck, durch Hitze und Kälte oder durch Chemikalien entstehen. Wunden entstehen also beispielsweise bei einer Operation. Da eine Operation stets unter sterilen Bedingungen durchgeführt wird, kann in diesen Fällen (wie bei kleineren oder relativ frischen Wunden) die Wunde direkt wieder mit einem Faden oder einer Klammer verschlossen werden.

Ist das Verschließen der Wunde nicht möglich, wird dafür gesorgt, dass die Wunde auf natürlichem Wege heilen kann. Dabei werden die Wundränder nicht zusammengeführt, damit sich das verletzte Gewebe wieder neu bilden kann. Dies geschieht in verschiedenen Phasen und beginnt am unteren Ende der Wunde. In der Regel ist der Prozess nach etwa acht bis zehn Tagen abgeschlossen. Nach der fertigen Wundheilung bleibt in der Regel eine sichtbare Narbe zurück. Dies liegt daran, dass das neu gewachsene Gewebe nicht völlig identisch mit der gesunden und von Geburt an mitgewachsener Körperpartie ist. Da die Haut einer Narbe weniger elastisch ist, müssen nach größeren Verletzungen manche Narben mit speziellen Salben oder Verbänden nachbehandelt werden.

Was sind chronische Wunden?

Wunden werden immer dann als chronisch bezeichnet, wenn sie nach vier bis zwölf Wochen trotz Behandlung nicht abheilen. Chronische, lang andauernde und schlecht heilende Wunden können an unterschiedlichen Körperstellen auftreten und verschiedene Ursachen haben.

Dieser Expertenstandard bezieht sich allerdings nur auf drei verschiedene Wundtypen, die zusammen die häufigsten Arten von chronischen Wunden ausmachen. Insgesamt sind in Deutschland rund drei bis vier Millionen Menschen von diesen Wunden betroffen:

1. Dekubitus (Druckgeschwür)

Nähere Informationen zu den Ursachen finden Sie im Kapitel »Vermeidung von Druckgeschwüren« ab Seite 33.

2. Diabetisches Fußsyndrom

Bei Patienten, die an einem Diabetes mellitus (Zuckerkrankheit) leiden, ist das diabetische Fußsyndrom (auch kurz »diabetischer Fuß« genannt) eine häufig auftretende Spätfolge. Dies betrifft vor allem Diabetiker, deren Blutzuckerwerte über einen langen Zeitraum zu hoch waren, und durch eine Diät, durch Tabletten oder Insulin nicht gut behandelt werden konnten. Ursache ist das Zusammenkommen von drei Umständen:

---> Aufgrund der Zuckerkrankheit sind die Nerven geschädigt. Kleinere Verletzungen, die sich normalerweise durch Schmerzen bemerkbar machen würden, werden nicht gleich erkannt.

---> Zudem sind durch die Erkrankung die Wundheilungsfähigkeit und die Durchblutung des Körpers mit sauerstoffreichem Blut eingeschränkt. Bestehende Verletzungen heilen nicht mehr problemlos von alleine ab. Bei schweren Verläufen kann es dazu kommen, dass sich zum Beispiel Zehen schwarz verfärben, nicht mehr durchblutet werden und absterben.

---> Verletzung im Bereich des Fußes: Durch zu enges Schuhwerk oder eine Unachtsamkeit bei der Fußpflege kann es in diesem Bereich leicht zu kleinen Verletzungen kommen. Folge: Wegen des eingeschränkten Schmerzempfindens werden diese kleinen Verletzungen häufig nicht entdeckt. Dies führt dazu, dass die Ursache (zum

Beispiel drückende Schuhe) nicht abgestellt wird. Dazu kommt, dass der Körper nicht mehr in der Lage ist, die Wunde so zu heilen, wie es bei einem gesunden Menschen der Fall wäre. Als Folge entsteht – wenn sie nicht behandelt wird – eine immer größer werdende Wunde, die chronisch wird und mit der Zeit immer schlechter behandelt werden kann.

3. Gefäßbedingtes Unterschenkelgeschwür

3

Das Geschwür entsteht durch eine Erkrankung der Blutadern. Umgangssprachlich spricht man von einem »offenen Bein«. Ähnlich wie beim diabetischen Fuß liegt auch hier eine schwere Grunderkrankung vor, die dazu führt, dass die ursprüngliche Wundheilungsfähigkeit des Körpers eingeschränkt ist. Allerdings handelt es sich in der Regel um eine Einschränkung der Blutversorgung der Beine, die durch nicht mehr funktionierende Venen (Blutadern, die das »verbrauchte« Blut wieder zum Herzen transportieren) hervorgerufen wird. Tritt jetzt im betroffenen Bereich (häufig am Unterschenkel) eine kleinere Verletzung auf, kann dies der Anfang einer chronischen und nur noch sehr schlecht heilenden Wunde sein.

Von dieser Erkrankung unterscheidet man noch das arteriell bedingte Unterschenkelgeschwür. Bei dieser Erkrankung sind nicht die Venen, sondern die Arterien in den Beinen betroffen. Arterien sind die Blutadern, die das sauerstoffreiche Blut vom Herzen in den Körper tragen, um die Zellen mit Sauerstoff zu versorgen. Häufigstes Merkmal einer arteriellen Durchblutungsstörung in den Beinen sind Schmerzen beim Gehen, durch welche die Patienten gezwungen sind, häufige Pausen einzulegen. Aus diesem Grund spricht man von der »Schaufensterkrankheit«. Für alle Durchblutungsstörungen der Arterien (siehe auch »diabetischer Fuß«) gilt: Ein Risikofaktor für die Entstehung oder Verschlimmerung dieser Erkrankungen ist das Rauchen.

Die Ausführungen in den folgenden Abschnitten beziehen sich immer auf beide Ursachen der Erkrankung, es sei denn, es wird ausdrücklich auf nur auf eine der genannten Durchblutungsstörungen hingewiesen.

Wie schon bei der Behandlung von Druckgeschwüren beschrieben, müssen bei den beiden anderen Arten von chronischen Wunden die Ursachen mit behandelt werden. Im Gegensatz zum Dekubitus lassen sich die ursächlichen Grunderkrankungen, die Zuckerkrankheit und die Erkrankung der Blutadern – jedoch niemals vollständig heilen. Allerdings steht fest: Je besser die Erkrankungen behandelt sind, zum Beispiel durch eine Einstellung der Blutzuckerwerte mit einer Diät, Bewegung und Medikamenten, desto besser ist die Chance, dass man von einer solchen Wunde verschont bleibt beziehungsweise eine Wunde besser behandelt werden kann.

[ ] Tipp

Beim diabetischen Fuß und beim offenen Bein gehen der chronischen Wunde in der Regel kleine Verletzungen voraus. Diese lassen sich zum Teil verhindern. Über geeignete Maßnahmen können beispielsweise die Krankenkassen oder Diabetesberater informieren. Wissenswertes finden Sie auch im Kapitel »Stürze: Vorbeugung besonders wichtig« ab Seite 87. Kleinere Wunden sollten in jedem Fall ernst genommen werden und gehören in ärztliche Behandlung.

Wunde richtig beurteilen

Zunächst erfolgt im Rahmen der ärztlichen Untersuchung eine Diagnose des Grades der Erkrankung beziehungsweise der Wunde. Da die drei in diesem Standard betrachteten Wunden unterschiedliche Ursachen haben, gibt es für die Diagnose unterschiedliche Beurteilungsskalen. Mit Hilfe dieser Skalen kann zum Beispiel ein »offenes Bein« in verschiedene Stadien eingeteilt werden. Dies hilft den Ärzten zum einen, mit anderen an der Behandlung beteiligten Fachleuten über die Wunde beziehungsweise die Erkrankung zu sprechen. Zum anderen erhalten die Mediziner aufgrund dieser Einteilung erste Behandlungsmaßnahmen.

Darüber hinaus müssen Ärzte und Pflegefachkräfte die Größe und die Art der Wunde möglichst genau beschreiben und beurteilen. Nur wenn bekannt ist, wie groß die Wunde ist, wo sie sich befindet, ob sie vielleicht entzündet ist, und welche Begleitumstände vorhanden sind, können die individuell richtigen Maßnahmen zur Wundtherapie geplant werden. Auch lässt sich nur anhand einer guten Wundbeurteilung am Anfang der Behandlung feststellen, ob die Maßnahmen Erfolg haben und sich wirklich eine Besserung einstellt.

Grundsätzlich sollte eine Wundbeschreibung folgende Informationen beinhalten:

····≻ **Größe der Wunde:** Hier geht es um die Abmessungen (zum Beispiel Länge mal Breite) der Wunde, aber auch um die Form und die Tiefe. Die Beurteilung in diesem Punkt sollte so genau wie möglich erfolgen. Geschehen kann dies beispielsweise mit einem Lineal oder unter Zuhilfenahme von technischen Instrumenten, die eigens für die Wundbeurteilung entwickelt wurden. Wunden, gerade bei einem schweren Druckgeschwür, können sehr in die Tiefe gehen und sich teilweise unter den sichtbaren Rändern tunnelartig ausbreiten. Deshalb muss die Tiefe der Wunde möglichst genau erfasst werden. Wenn die genaue Tiefe nicht sichtbar ist, muss die Wunde mit einem (sterilen) Hilfsmittel, zum Beispiel einer Kanüle, vorsichtig ausgetastet werden.

····≻ **Aussehen der Wunde:** Wenn das Aussehen der Wunde beschrieben wird, lässt sich festlegen, in welchem Stadium der Heilung sich die Wunde befindet und welche Maßnahmen und Wundverbände geeignet sind. So kann festgestellt werden, ob es sich um zum Beispiel um abgestorbenes oder um neues, heilendes Gewebe handelt, welche Farben und Beläge zu sehen sind und wie viel der Wunde von diesem Gewebe bedeckt sind.

⤍ **Weitere Informationen:** Zu den weiteren Eigenschaften der Wunde, die beschrieben und eingeschätzt werden müssen, zählen die

- ⤍ Beschaffenheit der Wundränder (zum Beispiel »unregelmäßig«),
- ⤍ die Umgebung der Wunde (zum Beispiel »gerötet« oder »Hauttrockenheit«),
- ⤍ der Geruch der Wunde (zum Beispiel »leichter Geruch«) und
- ⤍ das Aussehen und die Menge der Flüssigkeitsabsonderung der Wunde.

! Gut zu wissen

Das Beurteilen (und Dokumentieren) der Wundbeschaffenheit muss bei jedem Verbandwechsel erfolgen, mindestens aber jede Woche und im Einzelfall auch häufiger.

Wundbehandlung und unterstützende Maßnahmen

Die Behandlung einer chronischen Wunde erfordert eine individuelle Vorgehensweise. Ärzte und Wundexperten können und müssen aus einer Vielzahl von Möglichkeiten der Behandlung auswählen. Daher kann an dieser Stelle kein einheitlicher und ausschließlicher Weg bei der Wundbehandlung beschrieben werden. Bei der Erstellung des Expertenstandards wurde aber geschaut, welche wissenschaftlichen Nachweise es

für bestimmte, die Wundheilung unterstützende Vorgehensweisen gibt.

Die folgende Tabelle gibt einen ersten Überblick über die am
häufigsten angewendeten Maßnahmen und Fachbegriffe bei der
Wundbehandlung. Im darauf folgenden Abschnitt werden die
einzelnen Maßnahmen erläutert.

3

Maßnahmen zur Wundbehandlung	
Maßnahme	Was gehört dazu?
Örtliche (lokale) Wundbehandlung	⇢ Entfernung von abgestorbenem Gewe-be (Debridement) ⇢ Reinigung der Wunde ⇢ Anlegen eines Verbandes (Wundauf-lage)
Unterstützende pflegerische Maß-nahmen	⇢ Druckverbände/Stützstrümpfe (Kom-pressionstherapie) ⇢ Druckentlastung ⇢ Bewegung und Bewegungsförderung
Weitere Maßnah-men bei speziellen Problemen	⇢ Schmerztherapie ⇢ Umgang mit Wundgeruch ⇢ Umgang mit überschüssiger Wund-flüssigkeit

⁝ **Hinweis**

Wenn Pflegebedürftige oder Angehörige Kontakt mit der Wunde
haben, müssen sie unbedingt Einmalhandschuhe beziehungsweise bei Bedarf Schutzkleidung tragen und die Hände korrekt
desinfizieren. Außerdem müssen sie steriles Material (zum
Beispiel Pinzetten oder Wundauflagen) verwenden und den
richtigen Umgang damit erlernen.

Entfernung von abgestorbenem Gewebe

Bei einer Wunde kann es am Anfang oder im Verlauf dazu kommen, dass Gewebe und Zellen innerhalb der Wunde absterben. Diese Reste, in der Fachsprache Nekrosen genannt, behindern allerdings den Heilungsverlauf und sollten in der Regel entfernt werden. Die genaue Vorgehensweise bei diesem sogenannten Debridement kann je nach Wunde unterschiedlich sein. Grundsätzlich kann abgestorbenes Gewebe operativ oder mit Hilfe bestimmter Arzneimittel, die in die Wunde gegeben werden, entfernt beziehungsweise aufgelöst werden. Für die Bevorzugung bestimmter Methoden gibt zum Teil aber nur einen ungenügenden, wissenschaftlichen Nachweis.

Hinweis

⋯→ Schmerzen bei der Entfernung von abgestorbenem Gewebe sollten und können durch die Anwendung betäubender Salben verhindert werden.
⋯→ Bei einem trockenen, schwarzen Druckgeschwür an der Ferse, bei dem die Hautoberfläche geschlossen ist, sollte laut Expertenmeinung das abgestorbene Gewebe nicht entfernt werden.

Wundreinigung

Eine Wundreinigung dient der Entfernung von überschüssiger Wundflüssigkeit, Abfallstoffen, die bei der Wundheilung entstehen, und Geweberesten. Eine Wundreinigung ist bei jedem Verbandwechsel nötig. Grundsätzlich muss die Reinigung so erfolgen, dass dadurch keine weiteren Verletzungen zugefügt werden. Für die Reinigung werden sterile Wundspüllösungen verwendet. Die Anwendung von (warmen) Leitungswasser beziehungsweise Trinkwasser wird von den Experten kontrovers diskutiert. Insgesamt gibt es noch zu wenige, wissenschaftliche

Nachweise, um eine Anwendung von Trinkwasser grundsätzlich zu befürworten. Wenn Trinkwasser verwendet wird, sollte man es nur in Abhängigkeit von der Wasserqualität, der Art der Wunde, des Zustandes des Patienten und vom Vorhandensein von Zusatzerkrankungen abhängig machen.

Hinweis

⋯⋯→ Das Ausduschen von Wunden wird von den Experten nicht empfohlen, da man durch das Spritzwasser die Gefahr einer Verteilung von Bakterien, gerade bei entzündeten Wunden, befürchtet.

⋯⋯→ Wenn die Wunde nicht durch Bakterien entzündet ist, sollten keine desinfizierenden Lösungen oder Substanzen verwendet werden. Die Anwendung von Wundspüllösungen reicht dann zur Reinigung aus.

3

Anlegen eines Verbandes

Jeder kennt das: Bei kleineren Verletzungen kommt ein Pflaster auf die Wunde. Es schützt den Bereich, der heilen soll, vor Schmutz und weiteren schädlichen Einflüssen, um eine ungestörte Wundheilung zu ermöglichen. Bei chronischen Wunden haben Verbände und die Materialien, die auf die Wunde gelegt werden, um sie abzudecken noch weit mehr Funktionen. Zunächst soll die Wunde vor weiteren Schäden oder vor einer Infektion geschützt werden. Daneben sollen die Wundauflagen bei chronischen und schlecht heilenden Wunden noch mehr leisten: Sie sollen die die Wunde feucht halten, weil so die Wundheilung besser ablaufen kann. Überschüssige Wundflüssigkeit wird von ihnen aufgesaugt und festgehalten. Außerdem sollen die Verbände gut zu lösen sein und nicht an der Wunde festkleben, und natürlich sollen bei einem Wechsel des Verbandes keine Reste der Auflage in der Wunde bleiben. Immer häufiger werden dafür Materialien verwendet, die neben einer Art Mull verschiedene andere Stoffe enthalten, die zum Beispiel bei der Anwendung auf der Wunde ein Gel bilden und so das Wasser aufnehmen. Darüber hinaus gibt es verschiedenste Materialien, die zum Teil aktiv Stoffe in die Wunde abgeben um eine bessere Heilung zu gewährleisten.

⋯⟩ **Wundauflagen** müssen individuell, in Abhängigkeit von der Art, Größe und Lage der Wunde ausgewählt werden. Grundsätzlich sind dabei feuchte Wundauflagen zu bevorzugen.

⋯⟩ Bei einem offenen Bein konnte bislang kein weiterer Nutzen von speziellen, gelbildenden Auflagen (sogenannte Hydrokolloid-Auflagen) im Vergleich zu einfachen, wenig haftenden Verbänden festgestellt werden. In diesem Fall kann die Wahl der Wundauflage unter anderem von den Kosten und den Vorlieben der Patienten abhängig gemacht werden.

⋯⟩ Beim diabetischen Fuß gibt es keinen Nachweis auf einen Einfluss von speziellen, silberhaltigen Wundauflagen auf die Heilung und die Häufigkeit von Infektionen festgestellt werden.

⋯⟩ Es gibt Hinweise darauf, dass Stoffe, die eventuell allergieauslösend sind (zum Beispiel Lanolin), oder auch Antibiotika in den Wundauflagen nicht eingesetzt werden sollten. Ausnahmen: Speziell für den Anusbereich, den Austritt des Darms, entwickelte Produkte.

⋯⟩ Verbandwechsel sollen regelmäßig sein und zeitlich nicht zu sehr auseinanderliegen. Die Häufigkeit des Wechsels muss individuell angepasst werden und kann zwischen zwei Mal täglich und zwei Mal in der Woche variieren.

Verbandwechsel: Darauf sollten Sie achten

Pflege ist Vertrauenssache. Dennoch: Überall, wo Menschen arbeiten, werden auch Fehler gemacht. Manchmal durch Unwissenheit, manchmal nur durch Zeitdruck oder Nachlässigkeit. Gerade beim Verbandwechsel – egal ob im Krankenhaus, durch Ärzte oder Pfleger, im Heim oder zu Hause – ist man gut beraten, genau hinzuschauen, vor allem, wenn es um die Hygiene geht. Folgende Auflistung gibt eine Übersicht über die Maßnahmen, die in jedem Fall zu einem korrekten Verbandwechsel dazu gehören.

→ Vor dem Verbandwechsel müssen die Hände immer desinfiziert werden.

→ Um nicht mit Wundsekret in Berührung zu kommen, sollten neben Handschuhen auch einen Schutzkittel getragen werden.

→ Beim Entfernen des alten Verbandes müssen saubere Einmalhandschuhe verwendet werden.

→ Eventuell fest sitzende Wundauflage darf nur mit einer sterilen Pinzette entfernt werden. Steriles Material erkennen Sie entweder daran, dass es vor Ihren Augen aus einer eingeschweißten Verpackung genommen wird, oder aber auf einem sterilen Abdecktuch bereitgelegt wurde. Kommt ein Pfleger oder Arzt schon mit einer Pinzette in den Raum oder holt das Material ungeschützt aus der Kitteltasche ist höchste Vorsicht angebracht.

→ Nach der Entfernung des alten Verbandes entsorgen Sie die Einmalhandschuhe direkt in den Abfall.

→ Danach desinfizieren Sie die Hände erneut.

→ Nehmen Sie die Wundbehandlung nur mit sterilen Instrumenten beziehungsweise sterilen Handschuhen vor.

→ Die Wunde sollte im Regelfall nur mit sterilen Lösungen gespült werden.

→ Benutzte Instrumente sollen nicht mehr mit der Wunde oder deren Umgebung in Berührung kommen, um eine erneute Beschmutzung der gereinigten Umgebung zu verhindern.

[ ] Tipp

Falls Sie sich nicht sicher sind, ob im Krankenhaus oder im Pflegeheim alle Hygienemaßnahmen eingehalten werden: Fragen Sie konkret nach, schon um die eigene Gesundheit zu schützen. Professionell handelnde Pflegende und Ärzte sollten auf Ihre Fragen eine verständliche Antwort geben können.

Druckverbände (gewickelte Beine)/Stützstrümpfe

Bei der Wunde »Ulcus cruris venosum«, dem offenen Bein, welches durch eine Schwäche der Venen in den Beinen verursacht wird, kommt die sogenannte Kompressionstherapie zum Einsatz. Kompression bedeutet, dass auf die betreffenden Stellen Druck ausgeübt wird. Normalerweise geschieht dies mit speziell angepassten Stützstrümpfen oder täglich neu angelegten Verbänden. Der Druck, der auf das Bein und damit auf die innen liegenden Venen – die Blutadern, die das verbrauchte Blut wieder zum Herzen transportieren – ausgeübt wird, hilft dabei, dass das Blut durch die Adern nach oben gepresst wird und nicht in den Beinen versackt. Dies hat nachgewiesenermaßen einen positiven Einfluss auf die Wundheilung bei dieser Erkrankung.

Voraussetzung für einen Einsatz dieser Methode bei einer Wunde ist allerdings eine genaue ärztliche Diagnose über die Ursache der Wunde und mögliche Begleiterkrankungen. Ein hoher Druck ist in der Regel hilfreicher als weniger Druck. Neben einer besseren Heilung kann durch den gezielten Einsatz dieser Druckbehandlung die Lebensqualität verbessert werden, wenngleich das Tragen von Stützstrümpfen oder der Druckverbände – vor allem im Sommer – für manche Patienten zum Teil als quälend empfunden wird. Gymnastische Beinübungen und ein Gehtraining unterstützen den positiven Effekt der Behandlung und verhindern zudem, dass die Fußgelenke steif werden.

---> Höherer Druck ist wirksamer als niedrigerer Druck.

---> Der Druck soll unten (Fußbereich) am höchsten sein und nach oben hin (Oberschenkel) weniger werden.

---> Durch den Verband beziehungsweise die Strümpfe sollen keine Schmerzen entstehen. Achten Sie darauf, dass keine Nerven abgedrückt werden und die Durchblutung der Haut weiterhin gewährleistet ist.

---> Die Druckwirkung von Verbänden und Strümpfen lässt mit der Zeit nach – achten Sie bei diesen Stoffen auf die Herstellerhinweise zur Haltbarkeit und Pflege.

···> Bei arteriellen Durchblutungsstörungen darf in der Regel keine Kompression erfolgen.

···> Kompressionsverbände und -strümpfe müssen exakt passen und genau angelegt sein

Für die Verbände gilt außerdem:

···> Fuß und Unterschenkel müssen im rechten Winkel zueinander stehen.

···> Ferse und Fuß sollen bis zum Anfang der Zehen mit eingebunden werden.

···> Material und Verbandtechnik müssen den individuellen Erfordernissen der Person und der Erkrankung angepasst sein. Der Verband sollte nur von qualifiziertem Personal angelegt werden.

Druckentlastung

Im Gegensatz zum offenen Bein ist Druck, der auf ein Druckgeschwür (dort versteht es sich fast von selbst) oder einen diabetischen Fuß ausgeübt wird, sehr schädlich. Bei beiden Wunden soll eine möglichst vollständige Druckentlastung des betroffenen Bereiches erreicht werden. Für die Druckentlastung beziehungsweise Druckverteilung stehen verschiedene Hilfsmittel zur Verfügung:

···> Diabetischer Fuß: therapeutischer Schuh, Gehstützen, Rollstuhl, Schienen und Vollkontaktgips (spezieller Gipsverband, der eng an den Fuß angepasst und so geformt wird, dass eine Druckentlastung möglich ist)

···> Druckgeschwür: spezielle Matratzen und Matratzenauflagen, die den Druck verteilen (zum Beispiel durch Luftkissen mit wechselndem Druck oder durch besondere Materialien)

···> Beim Sitzen im Stuhl (beim Druckgeschwür) sollten Lagerungshilfsmittel verwendet werden. Aber: Sitzringe sind zu vermeiden, da sie in dem Bereich, an dem sie auf der Haut aufliegen, den Druck sogar noch erhöhen (siehe

auch: Kapitel »Vermeidung von Druckgeschwüren« ab
Seite 33).

---> Wechseldruckauflagen für Matratzen können (im Gegensatz zu Wechseldruckmatratzen) für die Patienten zu
Schwierigkeiten beim Bewegen im Bett und beim Aufstehen führen.

---> Um neue Wunden zu vermeiden, sollte beim diabetischen Fuß nach Abheilung noch schützendes und
gegebenenfalls therapeutisches Schuhwerk getragen
werden.

Bewegungsübungen

Im Gegensatz zur Druckentlastung können die gezielte Bewegung und die Bewegungsförderung vor allem bei Dekubitus und
beim »offenen Bein« hilfreich sein. Gerade beim Unterschenkelgeschwür helfen Gehübungen (bei einer Kompressionsbehand-
lung), eine Versteifung des Fußgelenkes zu vermeiden. Dies ist
wichtig, da durch den Druck, der auf das Bein und das Gelenk
ausgeübt wird, die Beweglichkeit des Fußes automatisch eingeschränkt. Eine Versteifung – in der Fachsprache wird dies Kon-
traktur genannt – kann dabei vor allem bei älteren und pflegebedürftigen Menschen eine schmerzhafte und nur schwer wieder
rückgängig zu machende Nebenwirkung sein. Beim diätetischen
Fuß sollten Gehübungen nur mit äußerster Vorsicht erfolgen, da
zur Wundheilung die Druckentlastung oberste Priorität hat.

Bewegungsübungen helfen, die sogenannte »Muskelpumpe« in
den Beinen zu aktivieren und dadurch den Blutfluss nach oben
hin (vor allem bei einer Erkrankung der Venen) zu fördern. Die
Empfehlung gilt auch für die Patienten, bei denen die Venenklappen nicht mehr richtig funktionieren.

Der Effekt der Muskelpumpe funktioniert folgendermaßen: Beim Bewegen drückt der angespannte Muskel auf die Venen und drückt auf diesem Weg das Blut nach oben. Durch die Venenklappen wird gewährleistet, dass das Blut nur in eine Richtung fließt.

Inwiefern Bewegungsübungen und Bewegung eine Wundheilung direkt fördern können, ist wissenschaftlich noch nicht genügend untersucht worden. Bei Patienten mit einem Druckgeschwür, die wenig mobil oder sogar bettlägerig sind, muss vor allem darauf geachtet werden, dass kein weiterer Druck auf die Wunde ausgeübt wird. Dies geschieht in der Regel durch regelmäßiges Umlagern. Auf die Frage, wie häufig dieses Umlagern erfolgen soll, gibt es keine generelle Antwort. Vielmehr muss die Häufigkeit individuell bestimmt werden und richtet sich auch danach, wie groß die Gefahr ist, dass an anderer Stelle ein neues Druckgeschwür entsteht. Ausnahme: Rollstuhlfahrer, die einen Dekubitus am Gesäß haben, sollten die Stelle alle 15 Minuten entlasten – entweder selbst oder mit Hilfe von Pflegepersonal.

Besonderheiten (offenes Bein):
- **Ohne Kompressionstherapie** (zum Beispiel durch Stützstrümpfe oder gewickelte Beine) kann ein Hochlegen der Beine über das Herzniveau einen positiven Effekt haben.
- **Mit Kompressionstherapie** scheint sich ein Hochlegen der Beine eher negativ auszuwirken. Im Bett oder bei hochgelegten Beinen in Ruhepausen kann es demnach sinnvoll sein, die Kompressionsstrümpfe auszuziehen.

Besonderheiten (Druckgeschwür):
- Bei Rücken- und Seitenlage im Bett sollte das Kopfende des Bettes nur bis zu einer Stellung von 30 Grad nach oben gestellt werden.
- Eine nahezu sitzende Position im Bett mit hochgestelltem Kopfende (Oberkörperhochlagerung) über den ganzen Tag ist nicht sinnvoll.

····⟩ Wenn Patienten bewegt werden oder sie sich selbst bewegen, empfiehlt es sich, darauf zu achten, dass möglichst
wenig Reibung (zum Beispiel am Laken) und Scherkräfte
auftreten.

Schmerztherapie bei Wunden

Wunden, wie Dekubitus und offenes Bein, verursachen häufig
Schmerzen. Diese Schmerzen beeinträchtigen oftmals nicht nur
das Wohlbefinden, sie können sich auch ungünstig auf die Mobilität und die Bereitschaft, eine unangenehme Therapie durchzuführen, auswirken. Im Ergebnis können Schmerzen dazu führen,
dass eine Wundheilung länger dauert und die Lebensqualität
und das Wohlbefinden des Patienten wesentlich eingeschränkt
sind. Wesentlich für eine angepasste Schmerztherapie sind die
richtige Auswahl der Arzneimittel, die den Schmerz bekämpfen
sollen, sowie das Wissen um weitere Maßnahmen, welche sich
positiv auf das Schmerzempfinden auswirken.

····⟩ Bei einem Druckgeschwür kann die Anwendung von
schmerzstillenden Salben oder Gelen hilfreich sein.

····⟩ Gleiches gilt für Patienten mit einem offenen Bein, vor allem
wenn abgestorbene Hautteile entfernt werden.

····⟩ Bei einem offenen Bein kann Lavendelöl als Duftstoff helfen,
die bei einem Verbandwechsel entstandenen Schmerzen
(nach dem Verbandwechsel) zu lindern.

····⟩ Auch der gemeinsame Austausch in einer Selbsthilfegruppe
kann helfen, weniger Schmerzen zu haben und sich dadurch
weniger beeinträchtigt zu fühlen.

····⟩ Bei Patienten, die unter der »Schaufensterkrankheit«, einer
Erkrankung, bei der die Durchblutung der Arterien in den
Beinen zu gering ist, leiden, kann ein wöchentliches Geh-
training helfen, weniger Schmerzen zu haben.

Eine individuelle Schmerzbehandlung (bei lang andauernden Schmerzen) sollte immer interdisziplinär erfolgen. Interdisziplinär bedeutet, dass verschiedene Experten aus unterschiedlichen Fachrichtungen (zum Beispiel Facharzt, Hausarzt und Pflegefachkraft) an der Behandlung beteiligt sind und zusammenarbeiten.

Wundgeruch

3

Durch die Prozesse, die in einer Wunde ablaufen oder durch Bakterien kann es dazu kommen, dass eine Wunde schlecht riecht. Dies ist in erster Linie für die Betroffenen selbst unangenehm, sodass sie sich nicht mehr in die Öffentlichkeit wagen oder eine herabgesetzte Lebensqualität haben. Die schon beschriebenen Maßnahmen zur Reinigung einer Wunde sind in der Regel der beste Weg, den entstehenden Geruch zu bekämpfen. Daneben muss in manchen Fällen, in denen der Geruch durch Bakterien verursacht wird, welche die Wunde infiziert haben, ein Antibiotikum zur Behandlung eingesetzt werden.

Bei Dekubitus, offenem Bein oder einem diabetischen Fuß kann es zu überschüssiger Wundflüssigkeit kommen. Grundsätzlich ist die Bildung von Flüssigkeit in der Wunde ein normaler Vorgang während der Heilung. Ein Zuviel dieser Flüssigkeit kann allerdings zu einem Aufschwemmen der gesunden Haut und zu einer Störung der Wundheilung selbst führen. Unangenehme Gerüche können sich bilden.

Zum korrekten Umgang und zur Kontrolle der Wundflüssigkeit gehören die schon beschriebenen Vorgehensweisen beim Verbandwechsel, der Auswahl der richtigen Wundauflage und eine gute Pflege der gesunden Haut, die sich neben der Wunde befindet. Die Durchführung einer Kompressionstherapie beim offenen Bein hilft, überschüssiges Wundsekret zu vermeiden.

Wird der Expertenstandard »Pflege von Menschen mit chronischen Wunden« eingehalten?

Auch für diesen Expertenstandard gilt: Arbeiten Krankenhäuser, Pflegedienste oder Heime danach, ist das ein Zeichen für eine gute Versorgungsqualität im Zusammenhang mit chronischen Wunden. Steht ein Krankenhausaufenthalt bevor oder sind Sie auf der Suche nach einer geeigneten Pflegeeinrichtung, sollten Sie sich vorher erkundigen, ob die Einrichtung für die Behandlung ihrer Wunde geeignet ist. Leider ist im Vorfeld nicht immer ersichtlich, ob der Standard wirklich umgesetzt wird. Häufig kann dies nur durch ein persönliches Gespräch geklärt werden. Im Krankenhaus gibt es zunehmend speziell fortgebildete Wundmanager, die für mehrere Abteilungen zuständig sind. In Heimen und ambulanten Pflegediensten gibt es immer mehr dieser fortgebildeten Pflegefachkräfte. An folgender Übersicht können Sie sich orientieren, wenn Sie feststellen möchten, ob eine Einrichtung nach dem Expertenstandard Umgang mit chronischen Wunden arbeitet. Erkundigen Sie sich vorher bei der Pflegedienstleitung, ob speziell qualifiziertes Personal vorhanden ist.

Das können Sie erwarten:

1. Bei der Aufnahme beziehungsweise beim ersten Kontakt wird die Wunde genau begutachtet.
2. Folgende Punkte müssen erfasst, beobachtet, erfragt und in der Dokumentation aufgeführt werden:

Erfassung der Situation bei chronischen Wunden	
Zur Wunde selbst	Die (Wund)diagnose, sowie die Dauer der Wunde und die Angabe, ob es schon ähnliche Wunden gab Spezielle Angaben zur Wunde: Ort, Wundrand, Umgebung der Wunde Größe der Wunde (Länge x Breite, Form, Tiefe); Entzündungszeichen
Zum Vorwissen des Patienten	Was weiß der Patient schon über die Ursachen und Heilungsmöglichkeiten der Wunde? Welches Wissen hat der Patient über die eigenen Möglichkeiten, die Wundheilung positiv zu beeinflussen?
Zu weiteren, möglichen Problemen im Zusammenhang mit der Wundheilung	Einschränkungen der Mobilität Schmerzen Wundgeruch Wundflüssigkeit Ernährungssituation Psychische Verfassung

3. Ein individueller Maßnahmenplan wird gemeinsam mit dem Patienten erstellt.
4. Die Maßnahmen richten sich nach den in den vorherigen Abschnitten beschriebenen Grundlagen für die Wundbehandlung. Dabei sind individuelle Verhältnisse, ärztliche Anordnungen, aber auch die Wünsche und Meinungen des Patienten zu beachten. Wie für fast alle Gespräche mit Ärzten und Pflegepersonal gilt auch hier: Zettel und Stift bereithalten, um sich Notizen zu machen und eigene Fragen festzuhalten.

5. Die Angehörigen werden – mit Einverständnis des Pfle-
    gebedürftigen – umfassend informiert und in die Pflege
    eingebunden. Zur Information und Einbindung gehört die
    Vermittlung von Wissen über die Entstehung der Wunde, zur
    Vermeidung erneuter Wunden sowie spezielle, krankheits-
    bezogene Informationen. Im Einzelnen können dies sein:

Informationsgespräch und Beratung	
Für alle Patienten	⇢ Ursache der Wunde ⇢ Vermeidung von Verletzungen ⇢ Schmerz und Wundflüssigkeit ⇢ Verbandwechsel/Hygiene ⇢ Umgang mit Beschwerden (zum Beispiel Schmerzen) ⇢ Hautpflege
Bei diabetischem Fuß	⇢ Möglichkeit, Verletzungen zu vermeiden und frühzeitig zu erkennen (Fuß- und Schuhinspektion) ⇢ orthopädisches Schuhwerk ⇢ Fußpflege ⇢ Sturzvermeidung ⇢ Raucherentwöhnung
Bei einem Druckgeschwür	⇢ Bewegungsförderung ⇢ Umgang mit Hilfsmitteln, die den Druck reduzieren
Bei offenem Bein (allein durch eine Erkrankung der Arterien)	⇢ Raucherentwöhnung ⇢ Lagerung der Beine ⇢ Vermeidung von Druck
Bei offenem Bein (durch venöse Durchblutungsstörung)	⇢ Kompressionstherapie ⇢ Umgang mit Einschränkung durch die Kompressionsbehandlung ⇢ Bewegungstraining/Vermeidung von Versteifungen der Gelenke

6. Bei Bedarf werden weitere Fachkräfte einbezogen. Weitere Fachkräfte können aus verschiedenen Bereichen kommen (zum Beispiel Chirurgen für die Wundsäuberung, Internisten für die Behandlung der Grunderkrankung, Wundmanager oder Diabetesberater).

7. Die Maßnahmen sowie die Entwicklung der Wundheilung werden kontinuierlich dokumentiert. Im Wesentlichen sollten aus der (Wund)-Dokumentation die Veränderung (im besten Fall die Heilung) der Wunde nachvollziehbar sein. Falls Fotos den Heilungsverlauf dokumentieren sollen, ist darauf zu achten, dass sie stets unter denselben Bedingungen (gleiche Entfernung, gleiche Lichtverhältnisse, gleicher Winkel zur Hautoberfläche) gemacht werden.

3

 Gut zu wissen

Sie und Ihre Bevollmächtigten dürfen die Dokumente einsehen und können so überprüfen, ob der Standard angewendet wird.

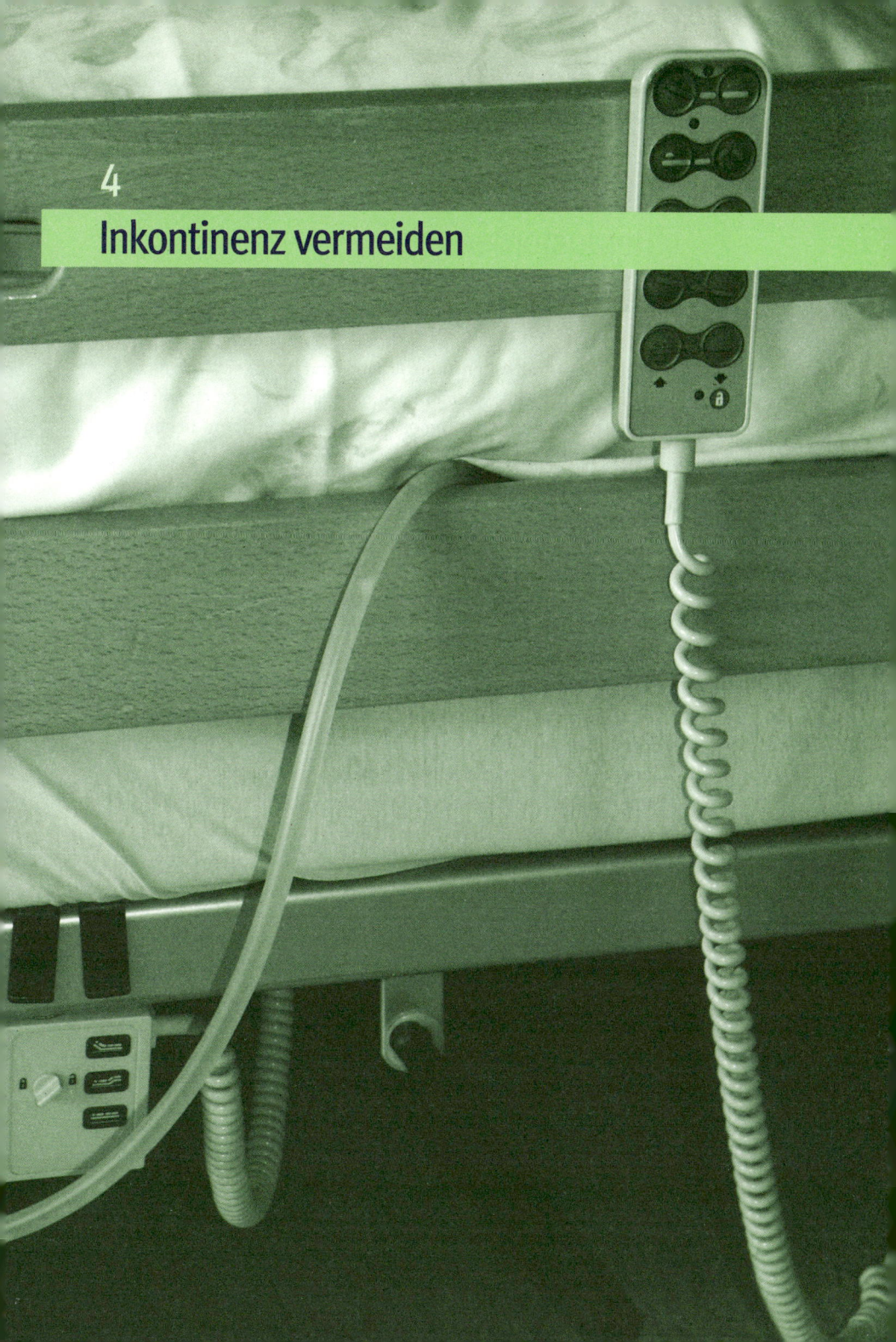

4

Inkontinenz vermeiden

Kontinenz fördern: eine pflegerische Herausforderung

Die Harninkontinenz – der unkontrollierte Verlust von Urin – ist ein verbreitetes gesundheitliches Problem, welches in jeder Altersklasse auftreten kann. Frauen sind häufiger als Männer betroffen. Das Risiko einer Harninkontinenz nimmt meist mit höherem Alter und zunehmendem Verlust von körperlichen und geistigen Fähigkeiten zu.

Hinzu kommt, dass die Auswirkungen einer Urininkontinenz für die Betroffenen gravierend sein können. Trotz einer in der Regel erheblichen Einschränkung der Lebensqualität ist das Problem an sich noch immer weitestgehend ein Tabuthema. Nur ein geringer Anteil der Betroffenen sucht von sich aus professionelle Hilfe auf. Darüber hinaus verschlechtert sich ein schon bestehender Pflegebedarf durch eine hinzugetretene Harninkontinenz, und das Risiko weiterer Einschränkung – zum Beispiel die Entstehung eines Druckgeschwürs – erhöht sich. Für Betroffene und ihre Angehörigen bedeutet eine Harninkontinenz auch eine hohe finanzielle Belastung. Es werden Hilfsmittel, wie zum Beispiel Vorlagen benötigt, erheblich mehr Wäsche muss gewaschen werden, oder es muss professionelle Hilfe – etwa ein ambulanter Pflegedienst – eingesetzt werden.

Zusammenfassend wird deutlich, dass gerade die Förderung der Kontinenz, also der Fähigkeit, kontrolliert und selbstbestimmt die Blase zu entleeren, eine pflegerische Herausforderung ist, welche sowohl für Betroffene im Bereich der Pflegeheime als auch bei der Pflege zu Hause und im Krankenhaus von Bedeutung ist.

Vielfältige Ursachen

Die Ursachen für einen Zustand, bei dem ein Mensch ungewollt
Urin verliert, können sehr unterschiedlich sein. Grundsätzlich
kann man zwei Formen der Urininkontinenz unterscheiden. Bei
der ersten Form, der funktionellen Inkontinenz, verlieren Menschen unfreiwillig Urin, da sie aufgrund einer körperlichen oder
geistigen Erkrankung nicht in der Lage sind, eine Toilette (rechtzeitig) zu erreichen. Die Organe, die eigentlich beim Wasserlassen beteiligt sind, sind dabei grundsätzlich noch intakt.

4

Die zweite Form wird als Harninkontinenz aufgrund veränderter
Speicher- und Entleerungsfunktion bezeichnet. Hierunter lassen
sich alle weiteren Ursachen zusammenfassen, bei denen häufig die Harnblase und weitere an der Ausscheidung beteiligten
Organe beeinträchtigt sind. Beispielhaft dafür sind etwa die
sogenannte Stress- oder Belastungsinkontinenz, hier verlieren
die Betroffenen zum Beispiel beim Husten unfreiwillig Urin, oder
eine Harninkontinenz, bei der ständig ein hoher Rest an Urin in
der Blase verbleibt. Im ersten Beispiel ist die Speicherfunktion
der Blase gestört, während im zweiten Beispiel das Problem darin liegt, dass die Körperfunktion, die Blase komplett zu entleeren, beeinträchtigt ist. In beiden Fällen führt die Störung dazu,
dass die Betroffenen unfreiwillig Urin verlieren.

 Tipp

**Wer neben hohem Alter einen oder mehr der genann-
ten Risikofaktoren bei sich oder seinen Angehörigen
feststellt, sollte frühzeitig das Gespräch mit dem Arzt
oder dem Pflegedienst suchen, um das genaue Risiko
abzuklären und Wege zur Vorbeugung suchen.**

Bestimmte Personenkreise haben ein deutlich erhöhtes Risiko, eine
Urininkontinenz zu bekommen. So steigt die Gefahr dafür mit dem

Alter, aber auch mit dem Vorhandensein bestimmter Erkrankungen.
Dabei gibt es Unterschiede, die vom Geschlecht abhängen. In folgender Tabelle sind die einzelnen Risikofaktoren aufgelistet.

Harninkontinenz – Risikofaktoren	
Risikofaktor	Erläuterung
Hohes Alter	Das Risiko für eine Urininkontinenz nimmt mit stei-gendem Lebensalter zu. Eine genaue Grenze lässt sich allerdings nicht festlegen.
Geistige Einschränkungen	Eine nachlassende Leistung des Gehirns, zum Beispiel bei einer Demenz, begünstigt das Auftreten einer Inkon-tinenz.
Körperliche Einschränkun-gen	Je mehr die Beweglichkeit und die Mobilität nachlässt, umso größer ist das Risiko für eine Urininkontinenz.
Bestimmte Erkrankungen	Zum Beispiel: Schlaganfall, Multiple Sklerose, Morbus Parkinson, Demenz, Diabetes mellitus (Zuckerkrankheit)
Einnahme bestimmter Medikamente	Zum Beispiel: Harntreibende Mittel (Diuretika), die zum Teil auch bei Herzerkrankungen gegeben wer-den, schwere Schmerzmittel (Opiate), Allergiemittel (Antihistaminika), Medikamente gegen Depressionen, Medikamente bei Nervenerkrankungen (Neuroleptika), bestimmte Medikamente bei Bluthochdruck und Durch-blutungsstörungen des Herzens (Kalziumantagonisten), bestimmte auf die Nervenzellen wirkende Medikamente (Anticholinergika)
Harnwegsinfektionen	Zum Beispiel: zu wenig Flüssigkeitszufuhr
Verstopfung	Zum Beispiel: zu wenig Flüssigkeitszufuhr
Belastung des Becken-bodens	Zum Beispiel: nach einer Entbindung oder aufgrund von Übergewicht (bei Frauen)
Östrogenmangel	Bei Frauen
Veränderungen/Operation der Prostata	Bei Männern

Feststellen einer Urininkontinenz

Die Ursachen für eine Harninkontinenz können sehr verschieden
sein. Zum Teil handelt es sich um grundlegende Erkrankungen,
bei denen eine ärztliche Behandlung notwendig und hilfreich
ist. Aufgabe der Pflegekräfte ist in diesem Zusammenhang eine
erste Einschätzung und unter Umständen in Absprache mit dem
Pflegebedürftigen das Hinzuziehen von Haus- oder Fachärzten.
Für eine erste Einschätzung können dabei folgende Fragen gestellt hilfreich sein:

⟶ Verlieren Sie ungewollt Urin?
⟶ Verlieren Sie Urin, wenn Sie husten, lachen oder sich körper-
   lich betätigen?
⟶ Verlieren Sie Urin auf dem Weg zur Toilette?
⟶ Tragen Sie Vorlagen, um Urin aufzufangen?

Eine Abklärung sollte immer dann erfolgen, wenn auf eine dieser
Fragen mit »Ja« geantwortet wurde. Zur weiteren Abklärung ist
dann eine fachübergreifende Untersuchung notwendig. Fach-
übergreifend bedeutet, dass gegebenenfalls Ärzte verschiedener Fachrichtungen und Pflegefachkräfte gemeinsam ihre Beobachtungen und Diagnosen zusammentragen und auf diesem
Weg das Problem eingrenzen. Aufgabe der Pflegefachkräfte ist
dabei vor allem die Beobachtung der Ausscheidung des Pflegebedürftigen und zum Teil auch die Feststellung, wie viel Urin
am Tag ungewollt verloren wird. Für diese Einschätzung stehen
den professionellen Pflegefachkräften mehrere Methoden zur
Verfügung.

Das Miktionsprotokoll

Miktion bedeutet übersetzt »Entleerung der Blase«. Ein Miktionsprotokoll ist somit eine Aufzeichnung über die Blasenentleerung im Tagesverlauf. Dabei werden sowohl die Häufigkeit der Toilettengänge als auch die Ausscheidungsmenge pro Toilettengang aufgeschrieben. Daneben sollen im Miktionsprotokoll noch weitere Informationen eingetragen werden, die Rückschlüsse auf die genauen Bedingungen, bei denen die Inkontinenz auftritt, ermöglichen.

Harnkontinenz – Miktionsprotokoll

Beispiel für ein Miktionsprotokoll

Uhrzeit	Getränke		Harndrang	Toilettengang	
	Art	Menge (ml)			
7:30 Uhr			Ja	Ja	
8:00 Uhr	Kaffee	200			
9:00 Uhr			Nein	Nein	
9:30 Uhr			Nein	Ja	
10:00 Uhr	Wasser	250			
11:45 Uhr	Tee	250	Ja	Ja	
12:30 Uhr	Wasser	150			
14:00 Uhr			Nein	Ja	
16:15 Uhr	Saft	250			
18:00 Uhr	Tee	200			
21:00 Uhr			Ja	Ja	
23:00 Uhr	Wasser	150	Nein	Nein	

* Bei nasser Vorlage: • = kleine Menge, • • = mittlere Menge, • • • = große Menge, KN = Kleidung nass.

Quelle: Fringer, André/Hayder, Daniela (2005)

Das Expertengremium hat bei der Erstellung des Standards ein
Miktionsprotokoll entwickelt, das von Betroffenen zur eigenen
Einschätzung verwendet werden kann. Dies ist vor allem im
häuslichen Bereich von Bedeutung, wenn Pflegefachkräfte nur
punktuell am Tag die Beobachtung durchführen können. Das
Miktionsprotokoll sollte über fünf Tage geführt werden.

4

Nasse Vorlage*	Urinmenge	Bemerkungen
	ml	Urinverlust aus welchen Gründen (z.B. Husten, Aufregung, beim Einkaufen etc.)
• •	300	Nach dem Aufstehen
		Frühstück
• •		Nach dem Treppensteigen
Nein	150	
•	100	
		Mittagessen
Nein	200	
		Abendessen
• • •	150	Aufregender Film im Fernsehen
		Vor dem Schlafengehen

Miktionsprotokoll zur Selbsteinschätzung für Zeitraum

Bitte zutreffendes ankreuzen und eintragen

Uhrzeit	Getränke		Harndrang Ja/Nein	Toilettengang	
	Art	Menge (ml)			

* Bei nasser Vorlage: • = kleine Menge, • • = mittlere Menge, • • • = große Menge,
KN = Kleidung nass.

Nasse Vorlage*	Urinmenge (ml)	Bemerkungen
		Urinverlust aus welchen Gründen (z.B. Husten, Aufregung, beim Einkaufen …)

4

24-Stunden-Vorlagengewichtstest

Eine weitere Methode zur näheren Einschätzung des Ausmaßes
der Urininkontinenz ist das Wiegen der Vorlage. Dabei wiegt
man jede einzelne Vorlage nachdem sie gewechselt wurde. Zieht
man dann das Gewicht einer »leeren« Vorlage vom Gewicht der
»vollen« Vorlage ab, kann man relativ genau einschätzen, wie
viel Urin verloren wurde. Gerade bei Betroffenen, die aufgrund
einer geistigen Erkrankung nicht in der Lage sind, dies durchzuführen, sind hier die Angehörigen und Pflegefachkräfte besonders gefragt.

Neben diesen Methoden zur weiteren Beurteilung einer Harninkontinenz unter Beteiligung von Angehörigen und Pflegefachkräften ist es immer wichtig, die Risikofaktoren und möglichen
Ursachen auch weitergehend medizinisch abzuklären.

Umgebung des Pflegebedürftigen – ein Risikofaktor

Wenn Pflegebedürftige nicht in der Lage sind, die Toilette rechtzeitig zu erreichen, hängt das meist mit den Bedingungen in der
Umgebung zusammen. Unter Umständen kann der Weg vom Bett
zur Toilette zu lang oder für den Pflegebedürftigen aufgrund
vieler Stolperfallen nur mühsam zu erreichen sein. Gerade für
Menschen mit einer demenziellen Erkrankung können plötzliche
Umgebungswechsel (zum Beispiel vom eigenen Haushalt in
ein Krankenhaus) die Orientierung erschweren und somit eine
Inkontinenz begünstigen. Hilfsmittel, die zum Teil in Pflegehei-
men und Krankenhäusern verwendet werden, müssen korrekt
eingesetzt werden, damit das Auftreten einer Harninkontinenz
nicht gefördert wird. Beispiele dafür sind die Klingel, die für den
Pflegebedürftigen erreichbar sein muss, die richtige Höhe eines
Toilettensitzes oder auch das Anbringen von Handläufen in der
eigenen Wohnung.

Maßnahmen zur Vorbeugung

Unter Förderung der Kontinenz werden Maßnahmen verstanden, die dabei helfen, eine noch nicht bestehende Urininkontinenz zu verhindern oder die Auswirkungen einer Inkontinenz zu reduzieren. Die Wirksamkeit von vorbeugenden Maßnahmen in Bezug auf eine Urininkontinenz ist allerdings bislang wissenschaftlich nur unzureichend untersucht. Dennoch ist es sinnvoll, vorliegenden Risikofaktoren frühzeitig entgegenzuwirken. Beispielsweise kann dies bei schwangeren Frauen eine gezielte Beckenbodengymnastik sein. Daneben sind allgemeine Maßnahmen zur Förderung der Kontinenz empfehlenswert, da sie mit vergleichsweise wenig Aufwand zu erreichen sind, den Betroffenen nicht schaden und das Risiko und die Auswirkungen beim Eintritt einer Urininkontinenz mindern.

4

Allgemeine Maßnahmen

···⟩ **Flüssigkeitszufuhr:** Eine zu geringe Flüssigkeitsaufnahme kann in mehreren Bereichen Einfluss auf die Entstehung einer Urininkontinenz haben. Bei einer zu geringen Trinkmenge steigt das Risiko, eine Blaseninfektion zu bekommen oder an Verstopfung zu leiden. Beides begünstigt das Entstehen einer Inkontinenz. Daneben kann eine zu geringe Flüssigkeitszufuhr eine Dranginkontinenz verstärken, bei der plötzlich ein sehr starker Harndrang auftritt, der sich schwer unterdrücken lässt. Empfehlenswert ist eine tägliche Trinkmenge von 1,5 bis 2 Liter pro Tag.

Diese Trinkmenge gilt für ansonsten gesunde Menschen. Falls Grunderkrankungen vorhanden sind, sollten Sie mit Ihrem behandelnden Arzt besprechen, wie viel Sie trinken sollten.

---> **Abnehmen:** Ein zu hohes Gewicht ist ein Risikofaktor bei der Entstehung einer Urininkontinenz. Daneben kann Übergewicht bei der Entstehung anderer Erkrankungen beteiligt sein. Hier sollten Sie sich vom Arzt oder den Pflegkräften beraten lassen, bevor Sie Ihre Ernährungsgewohnheiten umstellen oder eine Diät beginnen.

---> **Verstopfung vermeiden:** Wer regelmäßig unter Verstopfung leidet, sollte zunächst abklären lassen, ob es eine krankhafte Ursache dafür gibt. Wenn nicht, wenden Sie sich an eine Ernährungsberatung, um die Verdauung in den Griff zu bekommen. Nicht ratsam sind freiverkäufliche oder in der Apotheke erhältliche Abführmittel, da ein unkontrollierter Einsatz die Probleme häufig noch verstärkt.
Wenn eine **Darminkontinenz** vorliegt, muss sie ärztlich abgeklärt werden, damit sie behandelt wird.

---> **Umgebung anpassen:** Gerade bei pflegebedürftigen Menschen kann sich die Gestaltung der Umgebung positiv oder negativ auf das Auftreten einer Inkontinenz auswirken. Aus diesem Grund ist es in jedem Fall ratsam, die Umgebung und vor allem den Weg von und zur Toilette auf mögliche Hindernisse und Barrieren zu untersuchen. Dazu können im Einzelnen eine ausreichende Beleuchtung und Beschilderung, Haltegriffe und Toilettensitzerhöhungen sowie eine allgemeine Förderung der Mobilität des Pflegebedürftigen gehören.

Verhaltenstherapeutische Maßnahmen

Neben den beschriebenen allgemeinen Maßnahmen gibt es auch verhaltenstherapeutische Maßnahmen, die unter **Anleitung des Pflegepersonals** durchgeführt werden können und deren Wirksamkeit wissenschaftlich untersucht ist. Voraussetzung ist eine vorhergegangene Information, Beratung und Schulung der Patienten oder Pflegebedürftigen. Zur Beratung und Schulung gehören auch Informationen darüber, welche Möglichkeiten bestehen, den Harndrang zu kontrollieren. Hilfreich können beispielsweise verschiedene Atemtechniken oder Ablenkungsstrategien sein.

 Blasentraining: Das Blasentraining hat vornehmlich zum Ziel, falsche Ausscheidungsgewohnheiten, die sich über Jahre eingeschliffen haben, zu korrigieren. Dabei sollen die Zeiträume, die zwischen zwei Toilettenbesuchen liegen, auf drei bis vier Stunden erhöht werden. Da sich das Blasentraining vor allem auf die Fähigkeit, Urin zurückzuhalten, konzentriert, ist es nur bei bestimmten Formen der Urininkontinenz anzuwenden. Eine Form ist die sogenannte Dranginkontinenz, ein unfreiwilliger Verlust von Urin, bei dem ein plötzlicher Harndrang besteht, der nur schwer unterdrückbar ist.

Beckenbodentraining: Unter Beckenbodentraining versteht man eine Stärkung der Beckenbodenmuskulatur. Es wird ein spezielles Trainingsprogramm angewendet, bei dem die Muskulatur durch gezielte Anspannung und Entspannung trainiert wird. Auch Hilfsmittel können dabei zum Einsatz

[ ] **Tipp**

Fragen Sie konkret nach verschiedenen Methoden zum Beckenbodentraining und lassen Sie sich über Vor- und Nachteile in Ihrer Situation beraten.

kommen. Da die Methoden dafür noch nicht ausreichend wissenschaftlich untersucht sind, kann man keine bestimmte Methode einer anderen vorziehen. In der individuellen Situation können Hilfsmittel jedoch durchaus sinnvoll sein.

Toilettentraining: Als Toilettentraining bezeichnet man eine Methode, bei der unabhängig vom tatsächlichen Harn- oder Stuhldrang die Toilette zum Wasserlassen aufgesucht wird. Ziel ist, schon bevor die Betroffenen ungewollt Urin oder Stuhl verlieren, die Toilette aufzusuchen. Auf diese Weise können die Betroffenen das Gefühl der Kontrolle über den eigenen

4

Körper wiedererlangen, was sich positiv auf die Kontinenz auswirken soll. Dabei kann ein Toilettengang zu festgelegten Zeiten oder zu individuellen Zeiten erfolgen. Zum Toilettentraining zählt der sogenannte angebotene Toilettengang, bei dem die Pflegeperson regelmäßig und zu bestimmten Zeiten beim Betroffenen nachfragt, ob ungewollt Urin verloren wurde und das Angebot unterbreitet wird, beim Toilettengang zu helfen. Diese Methode ist besonders zu empfehlen.

Zusammenfassend kann für alle speziellen Maßnahmen der Kontinenzförderung gesagt werden, dass sie individuell nach der Situation der Betroffenen ausgerichtet sein müssen. Ein vertrauensvolles Gespräch zwischen Betroffenem, Angehörigen, Pflegekraft und Arzt ist hier besonders wichtig.

Blasenkatheter in der Pflege nicht sinnvoll

Ein Katheter ist ein dünner Plastikschlauch, der über die Harnröhre in die Blase gelegt wird. Der Urin läuft dann hinaus und wird in einem Beutel aufgefangen. Blasenkatheter haben allerdings Risiken und Nebenwirkungen. Sie sind ein Fremdkörper, welcher die normale Funktion der Blase außer Kraft setzt. Daneben besteht ein hohes Risiko, eine Blasenentzündung zu bekommen. Zudem kann es beim Legen und Wechsel von Kathetern zu Verletzungen kommen. Daher sollten Blasenkatheter ausschließlich aus medizinischen Gründen und nur so lange wie notwendig zur Anwendung kommen. Eine Anwendung nur zur Einschränkung der Folgen einer Harninkontinenz darf nicht erfolgen.

[ ] **Tipp**

Größere Operationen machen es häufig erforderlich, dass ein Katheter gelegt wird. Nach der Operation sollte darauf geachtet werden, dass Patienten möglichst früh wieder die Toilette aufsuchen (sofern aus medizinischer Sicht nichts dagegen spricht), auch wenn dies zunächst anstrengend ist.

Wird der Expertenstandard »Inkontinenz« eingehalten?

Pflegefachkräfte müssen bei jedem Pflegebedürftigen durch Nachfragen oder Beobachtung eine Einschätzung der Risikofaktoren und Anzeichen einer Inkontinenz durchführen. Diese Einschätzungen müssen dokumentiert werden.

1. **Betroffene müssen umfassend beraten und informiert werden.**

   4

   Bestehen Risikofaktoren oder liegt eine Harninkontinenz vor, müssen Pflegefachkräfte beraten und informieren. Dazu müssen Pflegedienste und Einrichtungen Informationsmaterial zur Verfügung stellen.

2. **Folgende Unterlagen müssen für die Betroffenen einzusehen sein:**

   ----> Individuelle Einschätzung von Risikofaktoren und Anzeichen einer Urininkontinenz

   ----> Bei Kontinenzproblemen: eine weitergehende Einschätzung, zum Beispiel durch ein Miktionsprotokoll

   ----> Eine differenzierte Einschätzung der Kontinenzsituation, aus der auch weiterführende diagnostische Maßnahmen hervorgehen müssen

   ----> Ein Maßnahmenplan aus dem hervorgeht, was getan werden muss, um eine bestimmte Verbesserung oder zumindest den Erhalt der jetzigen Situation zu erreichen. Dieser Plan muss mit dem Betroffenen und seinen Angehörigen abgesprochen und vereinbart werden. Eine Grundeinschätzung muss jedem Patienten oder Bewohner vorliegen. Die weitergehende Einschätzung und das Hinzuziehen von Ärzten hängen dann von der ersten Einschätzung ab und müssen individuell erfolgen.

3. **Das Umfeld und die Hilfsmittel müssen dem individuellen Bedarf des Betroffenen angepasst werden.**
    Wie schon beschrieben wurde, kann eine Anpassung des Umfeldes oder der Einsatz eines passenden Hilfsmittels, wie zum Beispiel eines Toilettenstuhls in der häuslichen Umgebung, dazu führen, das Problem der Inkontinenz einzugrenzen. Manchmal ist die Anpassung des Wohnumfeldes in den eigenen vier Wänden jedoch einfacher, als beispielsweise in einem Krankenhaus. Trotzdem sollten Sie in jedem Fall dort das Gespräch mit der verantwortlichen Pflegefachkraft suchen, gerade dann, wenn das Krankenhaus oder die Pflegeeinrichtung mit guter und patientenorientierter Pflege wirbt. Auch hier können schon kleine Veränderungen, zum Beispiel bei der Beleuchtung, der Beschilderung oder der Anpassung von Hilfsmitteln von großer Bedeutung sein.

Tipps für die Pflege zu Hause

⋯⋯> Sobald der Pflegebedürftige erste Anzeichen von Inkontinenz zeigt, sollte er sich oder Sie als Angehöriger ärztlich beraten lassen, um die Ursachen abzuklären sowie um vorbeugende Maßnahmen und Trainings einzuleiten.

⋯⋯> Pflegeexperten können Sie auch beraten über die richtigen medizinischen Hilfsmittel wie Einlagen.

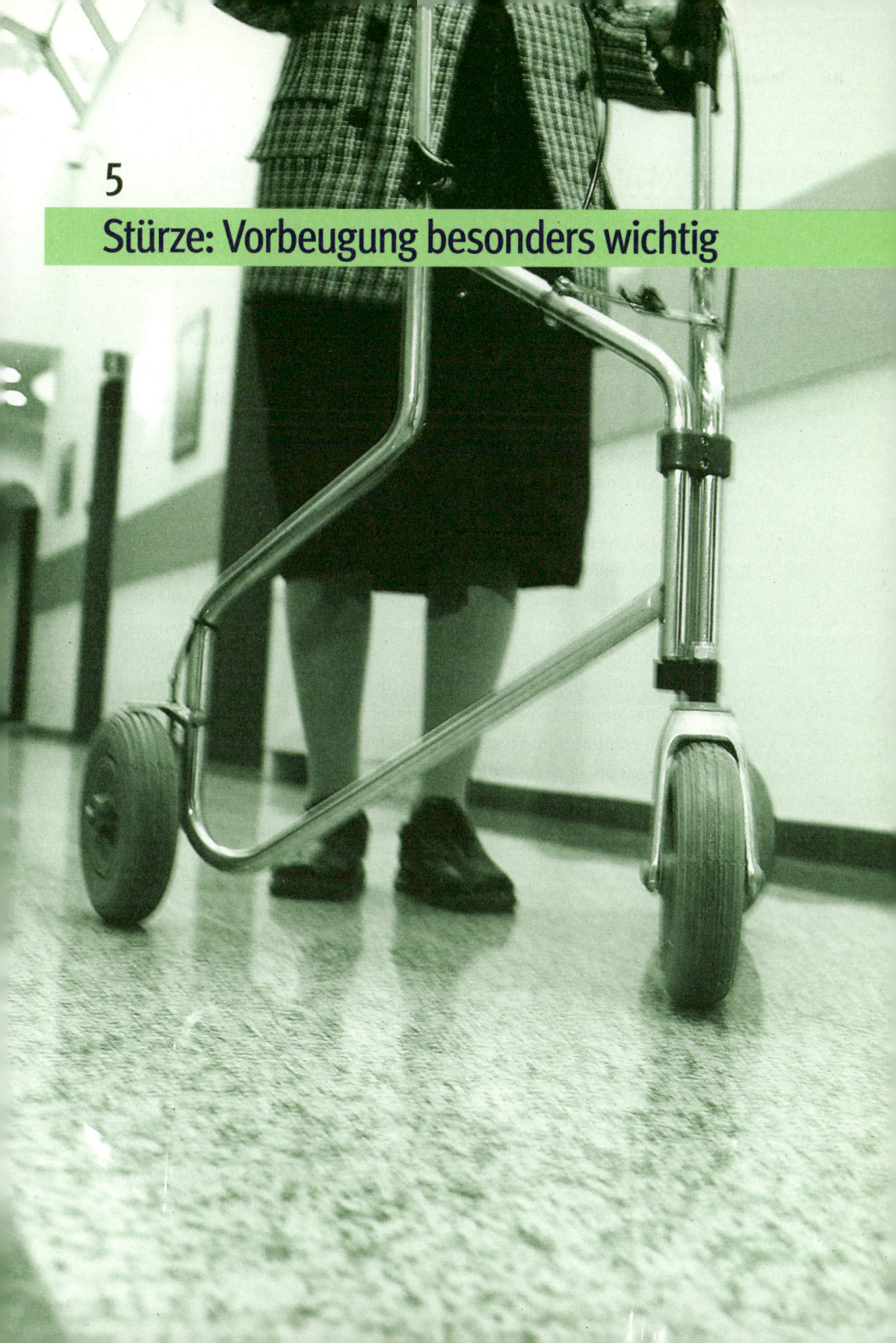

5

Stürze: Vorbeugung besonders wichtig

Folge von Stürzen ist häufig Pflege-bedürftigkeit

Jeder Mensch ist in seinem Leben in der Regel mehrfach ge-stürzt. Dies ist ein natürlicher Vorgang beispielsweise während ein Kleinkind laufen lernt. Aber auch mit zunehmendem Lebens-alter besteht – abhängig von verschiedenen Faktoren – immer ein Risiko, zu stürzen. Dabei ist davon auszugehen, dass gerade ältere Menschen weitaus häufiger stürzen als jüngere.

Von Bedeutung sind dabei vor allem die Folgen eines Sturzes. Insbesondere bei älteren oder pflegebedürftigen Menschen kann ein Sturz eine ganze Reihe von Folgen nach sich ziehen. Neben leichten Verletzungen wie zum Beispiel Prellungen und Hautabschürfungen können Stürze auch Knochenbrüche, bei-spielsweise Oberschenkelhalsbrüche oder andere schwere Verletzungen verursachen, die manchmal auch zum Tode führen. Darüber hinaus bedeuten schwere Verletzungen infolge eines Sturzes in der Regel, dass sich die Betroffenen einer langfris-tigen medizinischen Behandlung, zum Teil sogar Operationen aussetzen müssen. Außerdem steigt das Risiko, pflegebedürftig zu werden.

Neben den direkten gesundheitlichen Folgen für die Betroffenen hat ein Sturzvorfall häufig Auswirkungen auf die Psyche. Betrof-fene – gerade wenn sie schon nicht mehr so mobil sind – können durch einen Sturz das Vertrauen in sich selbst und den eigenen Körper verlieren, was wiederum dazu führt, dass sie noch weni-ger mobil werden.

Mögliche Folge: Das Sturzrisiko steigt, und die Betroffenen zie-hen sich immer mehr zurück. Auch wenn es dazu keine genauen Zahlen gibt, muss davon ausgegangen werden, dass die Kosten, die sich durch Stürze für das deutsche Gesundheitssystem ergeben, in die Millionen gehen. Vor dem Hintergrund, dass man eine Vielzahl der Stürze, die im Krankenhaus, in der häuslichen Pflegeumgebung oder im Pflegeheim geschehen, hätte verhindern können, ist dies umso bedenklicher und ein Anlass, etwas dagegen zu tun.

Warum kommt es zu Stürzen?

Schon die Tatsache, dass alle Menschen irgendwann in ihrem Leben stürzen, zeigt, dass ein Sturzgeschehen von vielen verschiedenen Bedingungen beeinflusst wird. Wissenschaftliche Untersuchungen der letzten 20 Jahre zeigen, dass manche Bedingungen, beispielsweise äußere Bedingungen wie rutschende Teppichläufer, aber auch der gesundheitliche Zustand des Einzelnen wie schlechtes Sehen oder fehlende Mobilität oder auch die Wirkung von bestimmten Medikamenten oder der Gebrauch von Hilfsmitteln wie Gehstützen das Risiko eines Sturzes deutlich erhöhen. Ebenso wurde festgestellt: Je mehr Risikofaktoren zusammenkommen, desto höher ist das Risiko einer Person, wirklich zu stürzen.

In der Praxis ist es selten der Fall, dass nur ein Risikofaktor einen Sturz auslöst. Oftmals ist es ein Zusammentreffen von mehreren Risikofaktoren und Umständen, die dann zum Sturz führen. Dies bedeutet aber auch, dass das **Ausschalten schon eines Risikofaktors** unter Umständen in der Lage ist, einen Sturz zu verhindern.

Risikofaktoren für eine erhöhte Sturzgefahr sind vielfältig. So können Bewegungseinschränkungen, Probleme mit dem Gleichgewicht, Einschränkungen des Sehvermögens oder Angst vor dem Stürzen dazu beitragen, dass man schneller fällt.

Bewegungseinschränkungen

Hierunter fassen die Experten alle Einschränkungen einer Person zusammen, die eine Veränderung der Fähigkeit zu gehen und zu stehen verursachen. Dies können **Probleme mit dem Gleichgewicht** oder eine eingeschränkte Bewegungsfähigkeit sein, die sich vor allem in der Veränderung des Gangbildes zeigt. Unter Gangbild versteht man die Reihenfolge und das Aussehen der Bewegungsabläufe, wenn man bewusst von einem Ort zu einem anderen »gehen« möchte. Menschen ohne Beeinträchtigungen können sich in der Regel zügig, das heißt, ohne zu zögern oder zu stocken, in Bewegung setzen. In der Folge wird ein Fuß vor den anderen gesetzt. Dabei haben die einzelnen Schritte normalerweise einen bestimmten, regelmäßigen Abstand und werden nicht zu breit auseinandergesetzt. Die zeitliche Abfolge der Schritte ist zügig und gleichmäßig, der Körper sollte nicht schwanken, und die Arme müssen bei gesunden Menschen nicht (wie bei einem Seiltänzer) zum Halten der Balance eingesetzt werden.

Die Ursachen für ein verändertes Gangbild sind unterschiedlich und können mit Erkrankungen, Schwäche, mit Angst oder auch mit einem Muskelabbau zu tun haben. In jedem Fall sind sie häufig ein Anzeichen für eine erhöhte Sturzgefahr.

Daneben können verschiedene Erkrankungen das Geh- und Stehvermögen einschränken:
---> Multiple Sklerose
---> Parkinsonsche Erkrankung
---> Schlaganfall und Gehirnblutung
---> Erkrankungen des Nervensystems
---> Arthritis (entzündliche Gelenkerkrankungen)
---> Krebserkrankungen
---> Chronische (lang andauernde) Erkrankungen
---> Ein krankheitsbedingter, schlechter Allgemeinzustand

Einschränkungen des Sehvermögens

Die Augen und somit die Sehfähigkeit spielen beim Menschen eine große Rolle, wenn es darum geht, die Balance zu halten, Hindernissen auszuweichen oder einfach nur die Lage von Gegenständen in einem Raum zu erkennen. Durch das Sehen können wir schon vorher abschätzen, ob beispielsweise ein Untergrund weich und stumpf oder holperig ist. So können wir uns auf den nächsten Schritt und die Sorgfalt, mit der wir den Schritt setzen müssen, einstellen. Die Bedeutung kennt jeder, der einen dunklen Raum durchquert. Selbst wenn die Umgebung bekannt ist, erfährt man ein Gefühl von Unsicherheit und wird anecken. Auch der Gang verändert sich: Er wird langsamer, abtastend und schlurfend. Die Hände und Arme werden zur Balance und zum Erkennen von Hindernissen eingesetzt.

Wissenschaftliche Untersuchungen haben nachgewiesen, dass eine Beeinträchtigung des Sehens mit dem Risiko zu stürzen und verbunden damit mit dem Risiko, sich die Hüfte zu brechen, zusammenhängt. Dabei ist unter Beeinträchtigung des Sehens nicht nur zu verstehen, dass jemand kurz- oder weitsichtig ist. Im Zusammenhang mit der der Fähigkeit, gut zu sehen, stehen andere Faktoren. So ist es von Bedeutung, ob Sie Ihre vorhandene Brille tragen oder wie lange die letzte Augenuntersuchung her ist. Unter Umständen sind Sie sich gar nicht bewusst, dass die Sehkraft nachgelassen hat.

Aber auch das räumliche Umfeld kann von Bedeutung sein. Wie im obigen Beispiel angesprochen, sind die **Lichtverhältnisse** in einem Raum für die Orientierung wichtig. Dunkle, aber ebenso extrem helle Bereiche können von Nachteil sein. Bei einer schon eingeschränkten Sehkraft ist es zudem wichtig, eine geeignete Brille (oder andere Sehhilfe) zu tragen. Für ältere Menschen, die sowohl kurz- als auch weitsichtig sind, konnte nachgewiesen werden, dass das Tragen von Mehrstärkengläsern, also Brillengläsern, bei denen der obere Teil für den Ausgleich der Kurzsichtigkeit und der untere Teil für den Ausgleich der Weitsichtigkeit geschliffen ist, außerhalb der Wohnung das Sturzrisiko erhöht.

Beeinträchtigung von Denkvermögen und Stimmungslage

Bei der Einschätzung einer Situation, die möglicherweise zu einem Sturz führen kann, spielt das Gehirn eine wichtige Rolle. Ist es in seiner Funktion eingeschränkt, kann dies dazu führen, dass sich das Risiko zu stürzen, erhöht. Das kann bei verschiedenen Erkrankungen des Gehirns – zum Beispiel einer Demenz – der Fall sein. Andere Zustände, bei denen das Gehirn nicht optimal arbeitet, und die vorübergehend sein können, erhöhen das Sturzrisiko ebenso. Darunter fallen Auswirkungen von Medikamenten und andere Formen von Verwirrtheitszuständen, die zum Teil mit Unruhe, fehlendem Erinnerungsvermögen oder gar Halluzinationen einhergehen. Auch für Menschen, die an einer Depression leiden, besteht ein erhöhtes Sturzrisiko, da man festgestellt hat, dass bei ihnen vielfach das Gangbild verändert ist.

Erkrankungen, die zu kurzzeitiger Ohnmacht führen können

Neben den bisher erwähnten Erkrankungen, die direkte oder indirekte Auswirkungen auf die Steuerung der Bewegungen oder das Gleichgewicht haben, gibt es eine Reihe unterschiedlicher Krankheitsbilder, die zu einer kurzfristigen Ohnmacht führen können. Die Folge einer plötzlich auftretenden Ohnmacht ist leicht nachzuvollziehen. Je nach Situation ist ein Sturz vorhersehbar, bei dem keine Chance besteht, sich abzustützen oder sich anderweitig abzufangen.

Sturzgefahr bei speziellen Erkrankungen

Unterzuckerung (Hypoglykämie): Insbesondere Patienten, die
an der Zuckerkrankheit (Diabetes mellitus) leiden, können aufgrund einer Unterzuckerung fallen. Eine Unterzuckerung kann
jedoch auch auftreten, wenn man längere Zeit nichts gegessen
hat. Manche Menschen reagieren außerdem empfindlich bei
kürzeren Phasen ohne Nahrung bei gleichzeitiger körperlicher
Belastung.

[ ]   Tipp

**Wenn Sie wissen, dass Sie nach längerer Zeit ohne
Nahrung schwindelig werden oder Ihnen »schummerig«
ist, sollten Sie dies dem Pflegepersonal und im Krankenhaus den behandelnden Ärzten mitteilen. In diesen
Fällen können bei belastenden Untersuchungen oder bei
Maßnahmen, bei denen Patienten längere Zeit nüch-
tern bleiben müssen, besondere Vorsichtsmaßnahmen
getroffen werden.**

5

Plötzlicher Blutdruckabfall: Dies ist im eigentlichen Sinne keine
Krankheit und kann vorkommen, wenn man zum Beispiel plötzlich aufsteht oder aber durch andere Grunderkrankungen eine
Kreislaufschwäche hat. In diesen Fällen schafft es der Körper
nicht immer, die plötzliche »Mehrarbeit«, das Blut nach oben in
den Kopf zu pumpen, zu leisten. Die Folge: Den Betroffenen wird
schwindelig, oder sie werden sogar kurz ohnmächtig. Dies kann
häufiger bei Personen vorkommen, die sowieso unter einem zu
niedrigen Blutdruck leiden oder aber aufgrund von blutdruck-
senkenden Medikamenten einen verhältnismäßig niedrigen
Blutdruck haben.

Herzrhythmusstörungen: Bei manchen Menschen ist das Herz
»aus dem Takt«. Es schlägt unregelmäßig und manchmal zu
schnell oder zu langsam. Für die Blutversorgung des Körpers ist
aber ein regelmäßiges und kontinuierliches Pumpen des Her-

zens erforderlich. Ist dies kurzfristig nicht der Fall und schlägt das Herz wesentlich zu langsam oder hat es längere »Aussetzer«, wird das Gehirn kurzzeitig nicht mit genug Blut versorgt. Die Folge: eine Ohnmacht und möglicherweise ein Sturz.

Vorübergehende Durchblutungsstörung im Gehirn: Fachleute bezeichnen dies als Transitorische ischämische Attacke (TIA). Dies ist die leichteste Form einer plötzlich auftretenden Durchblutungsstörung im Gehirn und wird häufig als Warnsignal oder Vorbote eines Schlaganfalles gesehen. Je nachdem, welche Gehirnregion betroffen ist, können unterschiedliche Einschränkungen auftreten. In Bezug auf die Sturzgefahr können dies Störungen des Gleichgewichtssinnes, aber auch Lähmungserscheinungen in den Beinen sein.

Epilepsie: Dies ist eine Erkrankung, bei der es aufgrund verschiedener Ursachen zu Krampfanfällen kommt. Ein Krampf ist ein unkontrollierbares und ungewolltes Zusammenziehen von Muskeln. Bei einem großen Krampfanfall, der die Muskeln des Bewegungsapparates betrifft, stürzt man ohne Möglichkeit, dies zu verhindern.

Inkontinenz und Urinausscheidung: Eine bestehende Stuhl- und oder Harninkontinenz (siehe Kapitel »Inkontinenz vermeiden« ab Seite 71) ist ein Risikofaktor im Hinblick auf Stürze. Das Verhalten rund um die Ausscheidung hat Einfluss auf die mögliche Sturzgefahr. So hat man festgestellt, dass Personen, die in der Nacht zu Hause mehrfach zur Toilette müssen, ein erhöhtes Sturzrisiko haben. Dies erhöht sich noch, je öfter und eiliger die Toilette aufgesucht werden muss. Auch eine Durchfallerkrankung oder die Unfähigkeit, die Toilette ohne Hilfe aufzusuchen, sind weitere Sturzrisikofaktoren. Hier ist zu beachten, dass verschiedene Arzneimittel, beispielsweise entwässernde Medikamente wie Diuretika, die bei verschiedenen Herzerkrankungen gegeben werden, die Häufigkeit und die Dringlichkeit des Toilettenganges beeinflussen können. Klären Sie mit Ihrem Arzt, ob Sie diese Medikamente morgens einnehmen können.

Angst vor Stürzen

Sturzangst können sowohl Menschen haben, die schon einmal gestürzt sind, als auch Menschen, die noch kein (schwerwiegendes) Sturzerlebnis hatten. Dabei kann die Angst zu stürzen dazu führen, dass sich die Betroffenen weniger bewegen und dadurch ein Teufelskreis entsteht. Durch mangelnde Bewegung kommt es zu einem Muskelabbau, der wiederum zu einer noch größeren Unsicherheit führt, die sich in Angst vor einem Sturz niederschlägt, wodurch der Kreis von vorne beginnt. Daneben kann die Angst vor einem Sturz als Hinweis für das Vorliegen von weiteren Risikofaktoren gesehen werden.

[ ] **Tipp**

Angst sieht man in der Regel nicht. Da die Angst vor einem Sturz für das Pflegepersonal aber ein wichtiger Hinweis sein kann, sollte es frühzeitig darauf hingewiesen werden, auch wenn es unangenehm ist, sich zu der Angst zu bekennen. Ähnliches gilt für den Fall, wenn die betroffene Person schon einmal oder mehrfach gestürzt ist. Dies ist ebenso ein Hinweis darauf, dass das Sturzrisiko erhöht ist. Weisen Sie schon am Anfang einer pflegerischen Betreuung auf einen erlittenen Sturz hin.

5

Verwendung von Hilfsmitteln

Spezielle Hilfsmittel, die bei Einschränkungen der Mobilität oder zum Ausgleich von Behinderung zum Einsatz kommen, können das Sturzrisiko mindern. Allerdings kann das Sturzrisiko dadurch nicht beseitigt werden. Vielmehr hat man herausgefunden, dass Menschen, die eine Gehhilfe benutzen, häufiger stürzen als Menschen, die keine Gehhilfe benutzen. Daraus kann man aber nicht schließen, dass man die Hilfsmittel besser weglassen sollte. Ganz im Gegenteil: Wenn das richtige Hilfsmittel in der richtigen Weise benutzt wird, kann es bei der Mobilität eine große Hilfe sein und das Sturzrisiko eindämmen. Die Schlussfolgerung ist vielmehr, dass die Verwendung von Gehhilfen ein Hinweis auf eine grundsätzlich erhöhte Sturzgefahr ist. Dies ist dann vor allem für die Einschätzung der Pflegefachkräfte von Bedeutung.

Eine besondere Form der Hilfsmittel im Zusammenhang mit der Vermeidung von Sturzfolgen sind die sogenannten Hüftprotek-toren. Dies sind in der Regel oberschenkellange Unterhosen, bei denen auf Höhe des Oberschenkelhalsknochens spezielle Materialien eingenäht wurden. Diese Materialien können bei einem

Tipp

Lassen Sie sich vom Pflegepersonal und von Sanitätshäusern beraten, welche Gehhilfen, Rollatoren oder Rollstühle geeignet sind.

Sturz auf die betreffende Stelle die Energie, die auf den Knochen treffen würde, abfangen (ähnlich der Knautschzone eines Autos). Es gibt auch andere Varianten von Hüftprotektoren, die eher wie ein Sturzhelm wirken, indem sie die Energie beim Sturz nicht selbst aufnehmen, sondern breit auf die umliegenden Gebiete verteilen, so dass hier der Hüft- und Oberschenkelknochen weniger belastet wird. Die Wirksamkeit dieser Hilfsmittel wurde wissenschaftlich bestätigt.

In der Praxis ist häufiger die Akzeptanz ein Problem, denn Hüftprotektoren sind nicht immer bequem zu tragen. Dazu kommt, dass man, genau wie bei normaler Unterwäsche, möglichst

Tipp

Bei Problemen mit der Verordnung oder Genehmigung von Hilfsmitteln bieten die Verbraucherzentralen und andere Beratungsstellen beispielsweise der Unabhängige Patientenberatung Deutschland (UPD) Hilfen an.

mehrere dieser Hilfsmittel pro Person benötigt, vor allem dann, wenn die Betroffenen unter Umständen zusätzlich noch an einer Inkontinenz leiden.

Schuhe und Kleidung

Zwar gibt es keine Studien, welche die Zusammenhänge von Stürzen und Schuhen und/oder Kleidung ausreichend untersucht haben. Jedoch sind die Experten der Ansicht, dass durch falsche Kleidung und falsches Schuhwerk das Sturzrisiko erhöht wird. Beispielsweise ist das Risiko zu stürzen höher, wenn Sie – aus welchen Gründen auch immer – kein festes Schuhwerk, sondern Slipper oder Schuhe ohne Halteriemen tragen. Außerdem kann sich das Sturzrisiko erhöhen beim Ankleiden, etwa wenn Sie sich eine Hose im Stehen auf einem Bein anziehen, oder wenn Sie sich beim Ausziehen von Schuhen bücken.

5

Medikamente

Eine Medikamenteneinnahme kann das Risiko, zu stürzen, beeinflussen. Die genauen Zusammenhänge sind noch nicht ausreichend erforscht, jedoch kann man davon ausgehen, dass folgende Medikamente das Sturzrisiko erhöhen:
···➤ Psychopharmaka (Medikamente, die auf die Psyche wirken)
···➤ Beruhigungsmittel und Schlafmittel (Sedativa und Hypnotika)
···➤ Medikamente bei Herzrhythmusstörungen (Antiarrhythmika)
···➤ Medikamente, welche die Wasserausscheidung anregen (Diuretika)

Gefahren in der Umgebung

Das Umfeld kann bei der Verursachung von Stürzen von entscheidender Bedeutung sein. Dies sind Hindernisse, aber auch Stolperfallen oder Wettereinflüsse wie Schneeglätte. Dabei sind die Umgebungsbedingungen im häuslichen Umfeld genauso wichtig wie in einem Pflegeheim oder in einem Krankenhaus.

Es bestehen Sturz- und Stolpergefahren innerhalb von Gebäuden durch
----} schlechte Beleuchtung
----} steile Treppen
----} mangelnde Haltemöglichkeiten
----} glatte Böden
----} hohe Teppichkanten, Haustiere oder herumliegende Gegenstände
und außerhalb von Gebäuden durch
----} unebene Gehwege und Straßen oder
----} Wetterverhältnisse.

Abschließend kann gesagt werden, dass ein Sturzereignis in der Regel durch ein Zusammenspiel von verschiedenen, ungünstigen Bedingungen entsteht. Die Einschätzung darüber, ob ein erhöhtes Sturzrisiko vorliegt, muss daher immer anhand der feststellbaren Risikofaktoren erfolgen. Weil die Einschätzung des Sturzrisikos individuell und komplex ist, gibt es bislang wenig objektive Messverfahren, die Pflegefachkräfte einsetzen könnten, um das Risiko zweifelsfrei einzuschätzen. Hier sind die Pflegefachkräfte selbst gefragt. Es gilt, alle Risikofaktoren herauszufinden und das Ausmaß der jeweiligen Risiken zu bewerten.

Es gibt keine standardisierten Tests über die Fähigkeit, Balance zu halten, oder über sicheres Gehen. Sie können aber Anzeichen für ein erhöhtes Sturzrisiko bei Ihrem Angehörigen oder bei sich selbst beobachten: Beispielsweise können Sie

---} allein vom Stuhl aufstehen oder brauchen Sie Hilfe,
---} sicher stehen oder nur sehr unsicher,
---} sicher Balance halten oder sind Sie völlig unsicher,
---} gleichmäßig und ohne Pause gehen oder ist kein Gehen
mehr möglich,
---} die Füße beim Gehen vom Boden heben oder »schlurfen«
Sie?

Stürze verhindern

Wenn dem Pflegeheim bekannt ist, dass ein Bewohner oder
Patient aus einem der oben genannten Gründe leicht fallen
kann, stellt sich die Frage, welche Maßnahmen ergriffen werden
müssen, um einen Sturz zu verhindern. Die Antwort darauf ist
einfach, auch wenn die konkrete Umsetzung in der Praxis häufig
schwierig ist. Für die Verhinderung von Stürzen ist es notwendig, dass man die festgestellten Risikofaktoren bekämpft. Bei
der Planung von Maßnahmen zur Verhinderung von Stürzen
kommt es also zunächst darauf an, die Risikofaktoren, die man
verändern kann – leider können nicht alle Risikofaktoren verändert oder verringert werden – zu kennen.

In einem nächsten Schritt sollte dann in Zusammenarbeit mit
den Betroffenen, Angehörigen und Ärzten ein individueller Plan
entwickelt werden. Wichtig ist, dass am Anfang einer solchen
Maßnahme eine ausführliche Information und Beratung der Betroffenen und ihrer Bezugspersonen über Ursachen, Risiken und
mögliche Schritte zur Bekämpfung der Sturzgefahr steht.

Hinweise für Angehörige und Pflegepersonal
---} Machen Sie bei Bewegungseinschränkungen regelmäßiges
Balance- oder Gehtraining oder Kraftübungen mit dem Pfle-
gebedürftigen.

···⟩ Sprechen Sie mit dem Hausarzt, ob die Medikation eventuell
     angepasst werden kann.

···⟩ Sorgen Sie bei einer Einschränkung des Sehvermögens in
     allen Räumen und im Flur für ausreichendes Licht.

···⟩ Wenn Erkrankungen, die zu kurzfristiger Ohnmacht führen
     können, vorliegen, muss die Grunderkrankung schnell und
     optimal behandelt werden.

···⟩ Verwenden Sie Hilfsmittel und lassen sich darüber beraten

···⟩ Beseitigen Sie alle Stolperfallen wie Netzkabel, Teppiche,
     Türschwellen oder kennzeichnen Sie sie deutlich.

···⟩ Lassen Sie Haltegriffe im Bad, Treppenhaus oder Flur an-
     bringen.

···⟩ Tragen Sie immer rutschfeste Schuhe.

Fixierung ist keine Sturzvorbeugung

Selbst beste pflegerische und medizinische Versorgung kann
in der Praxis nicht alle Stürze verhindern. Dies hat in der Praxis
zum Teil dazu geführt, dass Patienten durch Bettgitter oder
andere Maßnahmen fixiert, also bewegungsunfähig gemacht
wurden. Dies spiegelt eine zum Teil sogar nachvollziehbare
Hilflosigkeit von Pflegefachkräften im Krankenhaus oder im
Pflegeheim wider. Man stelle sich eine Situation vor, bei der
Pflegefachkräften zum Beispiel im Krankenhaus bewusst ist,
dass ein Patient hochgradig sturzgefährdet ist, dieser sich
aber aufgrund einer schweren Demenz für Toilettengänge nicht
melden kann und die personelle Situation es nicht zulässt, ihn
in kurzen Zeitabständen zu beobachten. Eine durchaus nahe-
liegende und vielfach praktizierte Lösung ist dann, nach ärzt-
licher Anordnung kurzzeitig Bettgitter, Bauchgurte oder sogar
Armfesseln anzulegen.

Selbst wenn man an dieser Stelle die rechtliche und ethische
Beurteilung außer Acht lässt, muss man der Fixierung nur aus
Gründen der Sturzvorbeugung eine klare Absage erteilen: Die
Untersuchungen, die im Rahmen der Entwicklung des Experten-
standards zusammengetragen wurden, belegen, dass freiheits-
entziehende Maßnahmen häufig sogar das Gegenteil bewirken.

···≻ Personen, bei denen eine kurzfristige Fixierung durchge-
    führt wurde, haben in der Folgezeit ein etwa doppelt so ho-
    hes Risiko zu stürzen wie Personen, die nicht fixiert wurden.
···≻ Ein dauerhafter Verzicht auf Fixierungen führt nicht zu einer
    Erhöhung der Sturzrate.
···≻ Der Einsatz von Bettgittern senkt nicht Risiko für Stürze.
···≻ Der Einsatz von Bettgittern zur Sturzverhinderung kann die
    Folgen eines Sturzes verschlimmern, wenn Patienten da-
    durch, dass sie über die Gitter klettern aus größerer Höhe
    stürzen.

5

[ ]   **Tipp**

**Wenn Sie selbst gerne ein Bettgitter für die Nacht haben
möchten, weil Sie sich dadurch sicherer fühlen, sollten
Sie nach einem Teil-Bettgitter fragen, welches das
normale Aussteigen aus dem Bett weiterhin ermöglicht.
Bei guter Beweglichkeit kann eine Art Bettnest auf dem
Boden eine gute Alternative sein.**

Wird der Expertenstandard »Sturzprophylaxe« eingehalten?

An mehreren Stellen wurde bereits angesprochen, dass Stürze in der Regel durch verschiedene Faktoren und Ursachen ausgelöst werden. Insofern ist die Verhinderung von Stürzen, die Einschätzung des Sturzrisikos und die Planung der Maßnahmen immer ein auf den jeweiligen Betroffenen individuell zugeschnittener Vorgang. Dadurch ist es schwierig, schon bei der Auswahl der Einrichtung zu beurteilen, ob »gut« nach dem Expertenstandard gearbeitet wird. Trotzdem gibt es eine Reihe von Dokumenten, die im Rahmen des Expertenstandards zur Sturzverhinderung geführt werden müssen:

1. Jede Einrichtung muss Sturzereignisse protokollieren und in der Folge auch die Ursachen für einen Sturz untersuchen. Dies ist notwendig, um herauszufinden, was getan werden kann, um weitere Stürze der Betroffenen und der anderen Patienten verhindern. Nach diesen Zahlen sollten Sie fragen, egal ob es sich um einen ambulanten Pflegedienst, ein Pflegeheim oder ein Krankenhaus handelt.Fragen Sie konkret, wie viele Patienten im letzten Jahr während der Pflege gestürzt sind. Hier ist weniger die Anzahl der Stürze, als vielmehr der Umgang mit dieser Frage ein Hinweis für eine gute Pflege. Je offener mit diesem Thema umgegangen wird, umso eher können Sie davon ausgehen, dass sich die Pflegenden mit diesem Thema ernsthaft auseinandersetzen.

2. Im Rahmen der pflegerischen Betreuung müssen zusätzlich folgende Dokumente einsehbar sein:
   ····⇢ Eine aktuelle Einschätzung der Sturzrisikofaktoren muss im Laufe der Pflege bei Bedarf ergänzt und angepasst werden.

---> Ein individueller Maßnahmenplan muss gemeinsam mit
dem Betroffenen und mit den Angehörigen vereinbart
werden.

Darüber hinaus kommt der **Beratung und der Information der
Pflegebedürftigen und ihrer Angehörigen** ein hoher Stellenwert
zu. Die Pflegefachkräfte müssen dafür sorgen, dass
---> die Betroffenen und die Angehörigen über die festgestellten
Sturzrisikofaktoren informiert werden,
---> den Betroffenen eine Beratung zu möglichen Maßnahmen
zur Verringerung des Sturzrisikos angeboten werden,
---> die Umgebung individuell angepasst wird,
---> geeignete Hilfsmittel zum Einsatz kommen und dass
---> beteiligte Berufsgruppen (zum Beispiel Ärzte) über das
Sturzrisiko informiert werden.

Die Planung von Maßnahmen zur Vermeidung von Stürzen hängt
nicht nur von der individuellen Situation der Betroffenen, sondern auch davon ab, ob man sich in der eigenen häuslichen Umgebung, in einem Pflegeheim oder in einem Krankenhaus befindet. Im Rahmen der ambulanten Pflege können Pflegefachkräfte
hauptsächlich beraten und Empfehlungen für die Verwendung
von Hilfsmitteln geben.

Darüber hinaus sollten sie die Kompetenz haben, gegebenenfalls mit einer Wohnberatungsstelle Kontakt aufzunehmen oder
gemeinsam mit dem Hausarzt über mögliche Maßnahmen zu
sprechen. In einem Pflegeheim, in dem sich die pflegebedürftigen Personen in der Regel langfristig aufhalten, kann man eher
einen umfassenden Maßnahmenplan zur Vermeidung von Stürzen erstellen und durchführen. In einem Krankenhaus kann dies
unter Umständen nur eingeschränkt durchgeführt werden, da
die Aufenthaltsdauer sehr begrenzt ist und akute, medizinische
Einschränkungen die pflegerischen Maßnahmen begrenzen können. Dennoch sollte hier eine Einschätzung der Sturzrisiken und

eine Beratung im Hinblick auf die häusliche Versorgung erfolgen (siehe auch Kapitel »Nach dem Krankenhaus: Weiterbehandlung planen« ab Seite 123).

Tipps für die Pflege zu Hause

⋯⋯> Sorgen Sie für rutschfeste Böden ohne Stolperfallen.

⋯⋯> Der Pflegebedürftige muss immer feste Schuhe oder gutsitzende Hausschuhe tragen.

⋯⋯> Machen Sie Beweglichkeitsübungen.

⋯⋯> Sorgen Sie für ausrechend Licht in der ganzen Wohnung.

⋯⋯> Lassen Sie Haltgriffe im Bad anbringen und stellen Sie rutschfeste Möbel – auch zum Ausruhen – in die Nähe des Bettes des Pflegebedürftigen.

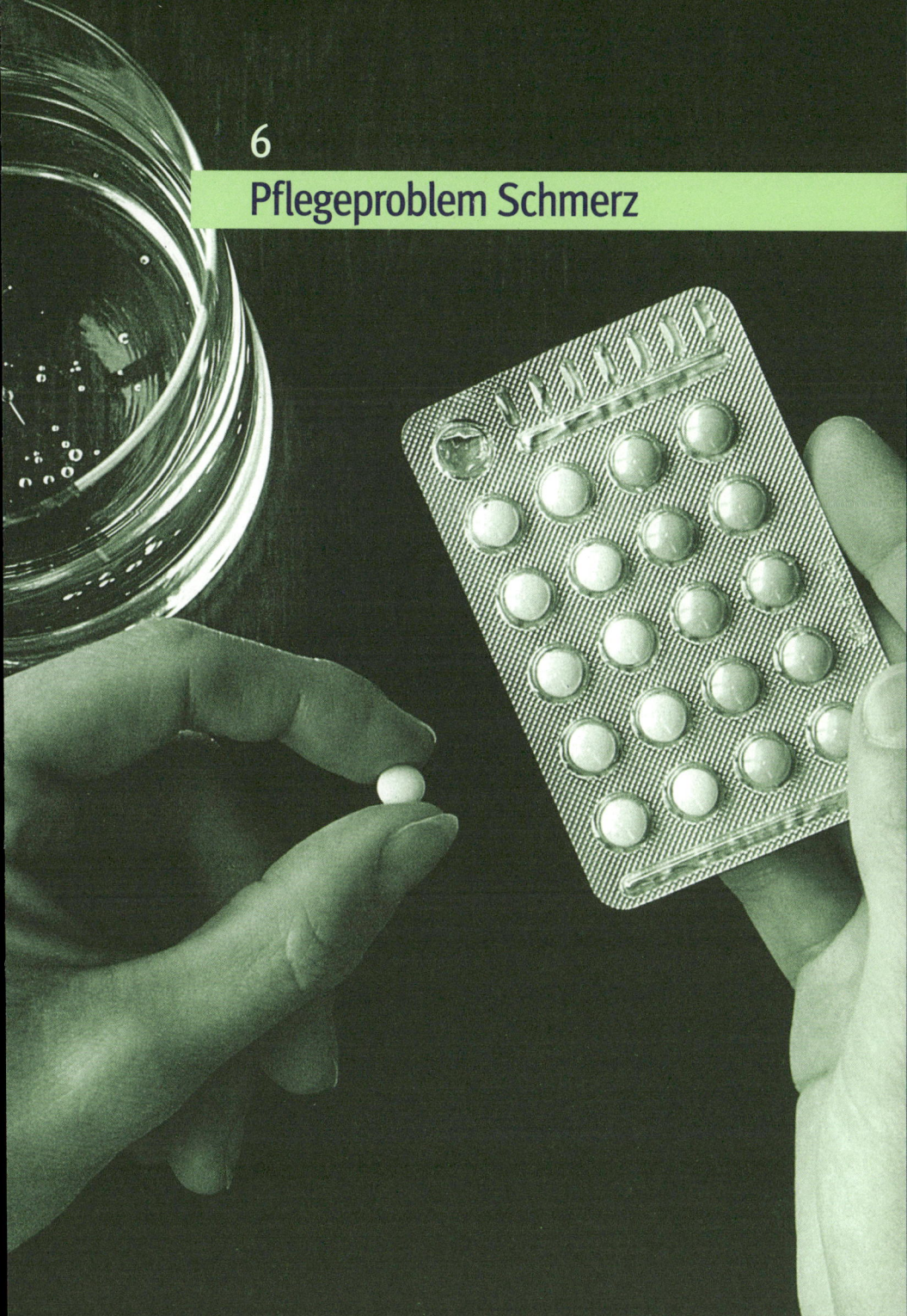

6

Pflegeproblem Schmerz

Schmerzen ernst nehmen

Schmerz ist ein besonderes Thema. Schmerz an sich ist keine Krankheit. Vielmehr sind Schmerzen natürliche Funktionen und Reaktionen des Körpers auf verschiedene Störungen. Dadurch ist Schmerz häufig sinnvoll, wenn er beispielsweise dazu führt, dass man einen verstauchten Fuß möglichst ruhig hält oder sich, ausgelöst durch Schmerz, in eine ärztliche Behandlung begibt. Wenn Schmerzen als Folge einer Krankheit oder Operation auftreten, ist die gezielte Behandlung der Schmerzen neben der Therapie der Grunderkrankung von besonderer Bedeutung. Schmerzen haben direkte Auswirkungen auf andere Körperfunktionen, durch die eine Heilung nach einer Operation verzögert werden kann.

Schmerzen führen dazu, dass man automatisch eine Haltung einnimmt, bei der sie weniger stark erscheinen. Eine solche Schonhaltung verstärkt aber – vor allem bei älteren Patienten – das Auftreten von Druckgeschwüren, Versteifungen der Gelenke und andere schwerwiegende Komplikationen. Auch die psychische Belastung kann, vor allem bei Schmerzzuständen über einen längeren Zeitraum, gravierende Folgen haben. Angefangen von Schlafstörungen, über Angstzustände bis hin zu Depressionen und Selbstmordgedanken sind Schmerzen ein ernst zu nehmendes Problem für die Betroffenen. Für das Gesundheitssystem bedeuten schlecht behandelte Schmerzzustände immer höhere Kosten, durch eigentlich unnötige Krankenhaus-Wiederaufnahmen, verzögerte Heilung und Folgeerkrankungen.

Lange Jahre war der Schmerz allerdings nur »Nebenprodukt« einer Erkrankung und wurde eher unsystematisch mitbehandelt. Dies hat sich in den vergangenen Jahren geändert. Auch bei den Diskussionen über den Umgang mit unheilbar erkrankten Menschen und Sterbehilfe spielt das Thema Umgang mit starken Schmerzen eine Rolle.

Wenn Schmerzen in der Regel Folge und Anzeichen einer grundlegenden Erkrankung oder Verletzung sind, kennt man in der Medizin heutzutage den Begriff der eigenständigen Schmerzkrankheit. Hierbei handelt es sich häufig um langjährige, **chronische Schmerzzustände**, die sich im Laufe der Krankheitsgeschichte verselbständigt haben und nicht mehr durch Ursachenbekämpfung in den Griff zu kriegen sind. Nichttumorbedingte, chronische Schmerzzustände werden beim Expertenstandard zum Pflegeproblem Schmerz nicht mit eingeschlossen. Zu dieser Problematik wird es einen eigenen Expertenstandard geben, der voraussichtlich ab 2012 entwickelt wird.

Wie misst man Schmerz?

Schmerz ist etwas, das man fühlt. Die Stärke von Gefühlen kann man aber nicht direkt und objektiv beobachten oder messen. Es ist deshalb unmöglich zu sagen, ob Patient A schlimmere Schmerzen hat als Patient B. Für die Einschätzung von Schmerz sind aus diesem Grund – neben dem Verhalten – die eigenen Angaben der Betroffenen von wesentlicher Bedeutung. Schmerz kann sich durch einen erhöhten Blutdruck, andere Änderungen der Körperfunktion und in einem veränderten Verhalten der betroffenen Personen zeigen, zum Beispiel Schonhaltung. Dadurch erhält man Hinweise auf das Vorliegen von Schmerz. Für eine gezielte Einschätzung sind diese Aussagen jedoch sehr ungenau, sodass, wenn immer möglich, die eigenen Aussagen der Betroffenen einer Fremdeinschätzung vorzuziehen sind.

Für die genaue Einschätzung der Stärke des Schmerzes werden sogenannte Schmerzskalen verwendet. Hier finden häufig Modelle Verwendung, die aus einer Linie bestehen, die am einen Ende die Schmerzfreiheit und am anderen Ende den stärksten

vorstellbaren Schmerz symbolisiert. Zwischen diesen beiden
Extrempunkten können die Betroffenen dann die Stärke des
Schmerzes einordnen. Es gibt verschiedene Variationen dieser
Skala, die aber alle nach dem gleichen Prinzip arbeiten. Siehe
zum Beispiel www.dnqp.de/SchmerzAnlage B.pdf

Keine Schmer-zen	❶ ❷ ❸ ❹ ❺ ❻ ❼ ❾ ❿	Stärkste vollstellbare Schmerzen

Diese Art der Einschätzung ist vor allem deshalb wichtig, weil
man anhand der eingetragenen Werte genau feststellen kann,
ob es im Verlauf der Behandlung gelungen ist, die Schmerzen
zu verringern. Zudem hilft es den an der Therapie beteiligten
Personen, sich ein genaues Bild über die Schmerzen zu machen,
um die optimalen Behandlungsmaßnahmen festzulegen. Dazu
gehört, dass genau festgehalten wird, zu welchen Tageszeiten,
ob im Ruhezustand oder bei Aktivität die Schmerzen auftreten
und wie der durchschnittliche Schmerz im Tagesverlauf ist.

Schmerz ist allerdings ein sehr komplizierter Vorgang und lässt sich
nicht nur auf die Stärke beschränken. Für eine umfassende Einschätzung des Schmerzgeschehens ist es daher in der Regel erforderlich,
sämtliche Aspekte des Schmerzes möglichst genau zu erfassen. Zu
den Einschätzungskriterien gehören folgende Gesichtspunkte:

---> Wie häufig und wie genau die Einschätzung von Schmerzen
zu erfolgen hat, hängt in großem Ausmaß von der individuellen Situation der Betroffenen ab. Bei akuten Schmerzen, die
nur Stunden oder Tage andauern (zum Beispiel nach einer
Operation), sind die Messungen häufiger vorzunehmen. Gleiches gilt, nachdem Schmerzmittel eingenommen wurden,
um den Effekt in Abhängigkeit vom zeitlichen Verlauf bewerten zu können.

---> Eine neue Einschätzung ist nötig, wenn Patienten sich mit
neuen oder stärker gewordenen Schmerzen melden. Bei
Schmerzprozessen, die über Wochen oder Monate gehen,
müssen individuelle Zeiträume geplant werden, um im Verlauf eine Anpassung der Therapie zu ermöglichen.

Schmerz – Einschätzungskriterien		
Was soll in Erfahrung gebracht werden?	Warum ist es von Bedeutung?	Wie kann es in Erfahrung gebracht werden?
Ort des Schmerzes	Wichtig, um zu verstehen, wie der Schmerz entsteht	Betroffener zeigt oder beschreibt die Stelle. Es können auch Körperskizzen verwendet, in denen die Bereiche eingezeichnet werden.
Schmerzstärke	Wichtig für die Einschätzung, welche Schmerzmedikamente gegeben werden sollten; ebenso wichtig für die Verlaufskontrolle	Schmerzskalen
Schmerzqualität: Wie lässt sich der Schmerz beschreiben?	Wichtig, um zu verstehen, wie der Schmerz entsteht, und für die Auswahl der Schmerzmittel	Betroffene beschreiben den Schmerz mit eigenen Worten. Es können Hilfestellungen gegeben werden (zum Beispiel: stechender oder drückender Schmerz).
Wann tritt der Schmerz auf?	Wichtig für die Einschätzung, ob eine chronische Schmerzerkrankung vorliegt, und für die Planung von Maßnahmen (zum Beispiel der Zeitpunkt für die Schmerzmittelgabe oder andere Maßnahmen)	Folgende Fragen sollen beantwortet werden: Wann sind diese Schmerzen das erste Mal aufgetreten? Sind die Schmerzen zu manchen Zeiten schlimmer oder besser im Verlaufe des Tages oder in der Nacht oder an bestimmten Tagen im Monat?
In welchen Situationen und bei welchen Gelegenheiten wird der Schmerz verstärkt und was lindert ihn?	Wenn in bestimmten Situationen der Schmerz verstärkt wird, können diese vermieden werden, oder sie dienen als Hinweis für die Schmerzentstehung. Lindernde Aspekte können in die Therapie eingebaut werden.	Befragung der Betroffenen und Angehörigen
Wie wirkt sich der Schmerz auf das Alltagsleben aus?	Wichtig, um den Umgang der Betroffenen mit Schmerz in Erfahrung zu bringen. Dies kann hinweisgebend sein für mögliche Gegenmaßnahmen; wichtig auch für die Planung von weiteren Pflegemaßnahmen (zum Beispiel, wenn sich der Betroffene aufgrund starker Schmerzen nicht alleine die Schuhe zubinden kann).	Befragung der Betroffenen und Angehörigen

6

Schmerzen bei älteren Menschen und Kindern

Die Gruppe der älteren Menschen ist bei der Betrachtung des Problems Schmerz noch einmal gesondert zu betrachten. Dies liegt daran, dass diese Personengruppe besonders häufig von Schmerzen betroffen ist bei gleichzeitig schlechterer Versorgung mit Schmerzmitteln. Die Gründe dafür liegen zum Teil im Alterungsprozess. Mit zunehmendem Alter steigt das Risiko, eine schwere und mit Schmerzen verbundene – zum Teil auch chronische – Krankheit zu bekommen. Hier spielen vor allem Krebserkrankungen und Krankheiten eine Rolle, die mit dem Verschleiß des Bewegungsapparates einhergehen. Fälschlicherweise besteht zuweilen die Ansicht, dass Schmerzen zu einem normalen Alterungsprozess dazugehören. Dies ist nicht der Fall.

Eine weitere Besonderheit besteht bei Menschen, die aufgrund einer Erkrankung oder Behinderung eine geistige Einschränkung haben (zum Beispiel bei einer Demenz). Häufig können diese Personen nicht mehr in vollem Umfang auf Fragen antworten oder haben starke Einschränkungen im Erinnerungs- und Denkvermögen. Studien zeigten, dass aber dennoch bei dieser Personengruppe die **Selbsteinschätzung** (durch Befragung) einer Fremdeinschätzung vorzuziehen ist.

Trotzdem scheint die **Fremdeinschätzung**, etwa durch geschulte Angehörige und durch Pflegepersonal, eine wichtige Ergänzung zu sein, gerade bei Betroffenen, die sich gar nicht mehr verständigen können. An dieser Stelle ist die Beobachtung des Verhaltens von Bedeutung, wobei es zum Teil auf das Erkennen von Änderungen im Verhalten ankommt. Beispielsweise ist eine in Falten geworfene Stirn für sich betrachtet nicht unbedingt eine Auffälligkeit. Tritt dies jedoch bei einem Menschen auf, der ansonsten in der Regel einen gelassenen Gesichtsausdruck hat, und lässt sich keine Situation erkennen, die diese Verhaltens-änderung erklärt, kann dies mit Schmerzen zusammenhängen. Voraussetzung ist, dass der Mensch sich verbal nicht mehr äußern kann. An diesem Beispiel wird verständlich, wie wichtig die Einschätzung und Beobachtung der Betroffenen durch Menschen sein kann, die mit dem Verhalten des Betroffenen sehr vertraut sind. Dies können Angehörige, aber auch das Pflege-personal sein.

Bei Menschen, die bewusstlos oder im Wachkoma sind, ist es besonders schwierig, das Schmerzempfinden einzuschätzen, da hier keine Kommunikation möglich ist und nur in sehr ein-geschränkten Umfang (wenn überhaupt) Verhalten beobachtet werden kann. Dabei darf man keineswegs davon ausgehen, dass Menschen im Koma kein Schmerzempfinden haben. Un-tersuchungen und Erfahrungsberichte von Menschen, die nach einem Komazustand das Bewusstsein wiedererlangt haben, weisen darauf hin, dass in diesem Zustand Schmerz empfunden wird.

6

Ähnliche Schwierigkeiten gibt es bei der Beurteilung von Schmerzzuständen im Kindes- oder Säuglingsalter. Man geht davon aus, dass sich die Fähigkeit, Schmerzreize zu empfinden, schon während der Schwangerschaft entwickelt und somit schon bei Neu- und Frühgeborenen vorhanden ist. Die Fähig-keit, sich über Schmerzen zu äußern oder auch Schmerzen differenziert zu beschreiben, entwickelt sich jedoch erst im Laufe der Zeit. Für die Erfassung von Schmerzen bei Früh- und Neugeborenen gibt es gerade im Bereich der Intensivpflege von medizinisch-pflegerischer Seite spezialisierte Skalen. Allerdings ist eine individuelle Gesamteinschätzung auf der Grundlage des Verhaltens der Säuglinge wichtig. Diese Einschätzung auf der Grundlage der Beobachtung bleibt bis zum Ende des dritten Le-bensjahres von grundlegender Bedeutung. Zwischen dem drit-ten und vierten Lebensjahr kann dann das Ausmaß der Schmerzen schon anhand einfacher Skalen, die auf Bildern basieren durch die Kinder selbst eingeschätzt werden.

Ab dem fünften Lebensjahr aufwärts können dann in Abhängigkeit vom Verständnisvermögen des Kindes auch die Skalen angewendet werden, die bei Erwachsenen zum Einsatz kommen.

Wie können Schmerzen behandelt werden?

Sobald die differenzierte Schmerzeinschätzung erfolgt ist, sollten Sie die Frage klären oder klären lassen, ob und wenn ja, wann und in welcher Form gegen die Schmerzen vorgegangen werden kann. Ob überhaupt behandelt werden muss, hängt im Wesentlichen von den Betroffenen selber und von der Stärke des Schmerzes ab. Mögliche Funktionseinschränkungen durch den Schmerz sind hinweisgebend für eine Entscheidung. Bei der Behandlung, die immer multiprofessionell (= verschiedene Berufsgruppen sind beteiligt) erfolgen soll, unterschiedet man zwischen der medikamentösen Therapie und nicht-medikamentösen Maßnahmen. Letztere sind dabei immer als Ergänzung zur Gabe von Schmerzmedikamenten zu sehen. Die Therapie mit Medikamenten folgt dabei immer festgelegten Prinzipien. Die Auswahl der Schmerzmittel erfolgt nach den Richtlinien der Weltgesundheitsorganisation (WHO).

Auswahl der Schmerzmittel nach dem WHO-Stufenplan

Schmerzmittel werden in Abhängigkeit von der Stärke des
Schmerzes in drei Stufen angepasst:

---> Leichte Schmerzen – Einsatz von nicht-morphinähnlichen
Substanzen

---> Mittlere Schmerzen – Einsatz von leichten, morphinähnlichen Substanzen gegebenenfalls in Kombination mit nicht-
morphinähnlichen Substanzen

---> Starke Schmerzen – Einsatz von stark wirksamen, morphinähnlichen Substanzen; gegebenenfalls in Kombination mit
nicht-morphinähnlichen Substanzen

Individuelle Dosierung mit Verlaufskontrolle

Die Dosis wird individuell bestimmt, indem man mit einer Min-
destmenge anfängt und diese je nach Bedarf steigert. Hier hat
die erneute Einschätzung des Schmerzes einen besonderen
Stellenwert. Bei einer neu angefangenen Therapie oder wenn
die Dosis geändert wurde, sollte sie etwa 60 Minuten nach der
Einnahme erfolgen. Werden die Arzneimittel über die Vene als
Infusion verabreicht, soll die Einschätzung nach 30 Minuten
erfolgen.

6

Verabreichen ohne zeitlichen Verzug und mit einem festen Zeitplan

Damit sich ein maximaler Schmerz nicht erst ausbilden kann
und man davon ausgeht, dass Patienten sich häufig erst melden, wenn sie die Schmerzen nicht mehr aushalten können,
müssen Schmerzmittel unverzüglich gegeben werden. Empfehlenswert ist ein fester Zeitplan – abhängig von Schmerzursache
und Dauer des Schmerzes –, damit im Körper immer eine gewis-

se Menge des Schmerzmittels wirksam ist. Dies ist vor allem für eine kontinuierliche und langfristige Therapie von Bedeutung.

Zusätzliche Schmerzmittel

Vor allem bei der Behandlung von schwersten Tumorschmerzen kann es notwendig sein, neben dem festen Behandlungsschema noch zusätzliche Schmerzmittel bei Bedarf zu verabreichen.

Regionale Betäubung

Vor allem bei Operationen werden heutzutage immer häufiger als Alternative zur Vollnarkose örtliche Betäubungsverfahren eingesetzt. Dies hat in der Regel den Vorteil, dass sie zu weniger Komplikationen nach der Operation führen und weniger belastend für Herz- und Kreislauf sind. Geläufigste Verfahren sind die rückenmarksnahen Anästhesien (Anästhesie = Narkose), die umgangssprachlich als Rückenmarksnarkose bekannt sind. Daneben gibt es noch Methoden, bei denen Nervenbündel zum Beispiel im Schulterbereich direkt betäubt werden, sodass ein Bereich des Körpers schmerzunempfindlich wird. Zum Teil werden dünne Katheter in die Nähe der betreffenden Nervenbahnen gelegt, über die dann kontinuierlich ein Schmerzmittel gegeben werden kann. In manchen Fällen besteht so die Möglichkeit, dass Patienten ihren Schmerzmittelbedarf über eine Fernbedienung selbst steuern.

Einnahme von Schmerzmitteln

Im Krankenhaus ist die Gabe von Schmerzmitteln über den Mund (als Tablette) oder die Haut (zum Beispiel als Pflaster) zu bevorzugen, damit Patienten möglichst früh die Einnahme der Medikamente selbst durchführen können. Ausnahmen sind kurzzeitige Schmerzzustände oder Schmerzen nach einer Operation. Schmerzmittel sollten möglichst nicht in den Muskel gespritzt werden, da dieses Verfahren selbst schmerzhaft ist und außerdem die Medikamente verhältnismäßig langsam vom Körper aufgenommen werden.

Nebenwirkungen

Normalerweise können alle Medikamente Nebenwirkungen haben. Dies gilt auch für Schmerzmittel. Gerade morphinähnliche Mittel (sogenannte Opiate) können eine Reihe von Nebenwirkungen haben, die erkannt werden müssen. Zu den wichtigen Nebenwirkungen zählen:

---> Verstopfung und Harnverhalt
---> Übelkeit und Erbrechen
---> Muskelzucken
---> eine Abflachung oder Einschränkung der Atmung

Die Angst vor einer Abhängigkeit von Schmerzmitteln ist bei verantwortungsvollem Einsatz unbegründet. Im Gegenteil kann eine fehlerhafte Therapie, bei der auf sinnvolle Medikamente verzichtet wird, eine Verselbständigung der Schmerzen fördern.

6

Placebos nicht einsetzen

Als Placebo bezeichnet man ein Arzneimittel, welches zwar aussieht wie etwa eine normale Tablette, aber keinen Wirkstoff enthält (sogenanntes Scheinmedikament). Allein die Erwartung von Patienten, ein wirksames Medikament zu bekommen, kann dazu führen, dass die Wirkung trotzdem eintritt. Diese Wirksamkeit ist bewiesen und hat nichts mit Einbildung zu tun. Leider konnte bislang noch nicht herausgefunden werden, weshalb diese Wirkung eintritt. Bekannt ist nur, dass die Erwartungshaltung eine entscheidende Rolle einnimmt. Nur wenn der Patient sich nicht bewusst ist, dass es sich um ein Placebo handelt, kann es wirken. In der Praxis ist aus diesem Grund die Verwendung

ausgeschlossen, da die Anwendung ein Belügen des Patienten
voraussetzen würde, welches zudem das Vertrauensverhältnis
stark erschüttern kann.

Entlassungsplanung

Wichtig für eine effektive Schmerzbehandlung ist die Kontinuität.
Nach einer Krankenhausentlassung oder bei der Verlegung in ein
Pflegeheim muss sichergestellt werden, dass die eingeleiteten
Maßnahmen möglichst ohne Unterbrechung weitergeführt wer-
den. Dazu wird empfohlen, dem Patienten einen schriftlichen Plan
mitzugeben, aus dem wichtige Besonderheiten im Rahmen der
Schmerztherapie hervorgehen. Hierzu zählen die Bezeichnung der
Medikamente inklusive der Häufigkeit der Einnahme, mögliche Ne-
benwirkungen, spezielle Vorsichtsmaßnahmen und die Nennung
eines Ansprechpartners für Fragen zur Schmerzbehandlung.

Ergänzende nicht-medikamentöse Maßnahmen

Da Schmerz ein Phänomen ist, das durch Handlungen, die auf
den psychosozialen Aspekt zielen, beeinflusst werden kann,
sind ergänzende Maßnahmen immer Bestandteil einer Schmerzbehandlung. Bei vielen dieser Ansätze, die von der Anwendung
von Wärmflaschen über Muskelentspannungsmaßnahmen
bis zum Einsatz von Tieren (zum Beispiel in einem Hospiz) reichen, konnte die genaue therapeutische Wirkung im Rahmen
bestimmter Schmerzbehandlungen noch nicht genügend untersucht werden. Man nimmt jedoch an, dass sich vieles positiv
und lindernd auf die Schmerzsituation auswirkt und aus diesem
Grund immer Teil einer umfassenden Therapie sein soll.

Die folgende Tabelle gibt einen kurzen Überblick über mögliche
Maßnahmen (ohne Anspruch auf Vollständigkeit), die Sie auch
bei der Pflege Angehöriger zu Hause anwenden können:

Schmerz – Maßnahmen

Maßnahme *	Mögliche Anwendungsgebiete	Hier ist Vorsicht geboten	Hinweise zur Anwendung
Wärmflasche, Wickeln und Auflagen, Bäder	Gelenk-, Rücken- und Muskelschmerzen, Krämpfe	Bei Personen mit niedrigem Blutdruck; Gefahr der Verbrennung/ Hautschädigung durch zu hohe Temperatur; nicht auf Körperstellen nach einer Bestrahlung anwenden	Feuchte Wärme/ Kälte ist oft wirksamer als trockene; bei Gelenkbeschwerden, Krämpfen, Rücken- und Muskelschmerzen wird ein Wechsel zwischen Wärme und Kälte empfohlen.
Eisbeutel und Kälteanwendungen	Akute Verletzung (Blutungen, Schwellungen und Prellungen); Kopfschmerzen; Gelenkbeschwerden	Durchblutungsstörungen in Armen und/oder Beinen; Gefahr der Hautschädigung	
Vibration/Stimulation zum Beispiel durch Vibratoren oder ein TENS-Gerät**	Muskelschmerzen, Spannungskopfschmerz, Juckreiz, Phantomschmerzen, Schmerzen im Mund-Gesichtsbereich	Vorsicht bei Neigung zu blauen Flecken; nicht anzuwenden bei Schmerzen, die durch Bewegung/ Geräusche stärker werden; Vorsicht bei Venenentzündungen	TENS-Geräte ** mit hoher Frequenz sind vorzuziehen; je länger die Anwendungsdauer, desto anhaltender die Schmerzlinderung.
Ablenkung zum Beispiel durch: mentales Training mit Vorstellungsübungen, Musik hören, humorvolle Filme, Fernsehen	Bei leichten bis mittleren Schmerzen oder kurzfristigen, schmerzhaften Prozeduren (zum Beispiel Geburt, Gabe von Spritzen)	Kann eventuell zu Reizbarkeit und Müdigkeit nach der Ablenkung führen; ebenso kann es sein, dass man nach der Ablenkung den Schmerz stärker wahrnimmt.	Wirksamkeit bei chronischen Schmerzen fraglich; wirkt besser, wenn mehre Sinne gleichzeitig angesprochen werden; häufiger Maßnahmenwechsel angeraten, um Gewöhnung vorzubeugen.

6

······>

* Ehe Sie eine der Maßnahmen anwenden, sprechen Sie unbedingt mit Ihrem Arzt oder Ärztin und dem Pflegepersonal.
** TENS steht für Transkutane Elektrische NervenStimulation: Über kleine, auf der Haut angebrachte Elektroden werden elektrische Reize auf die Muskeln übertragen.

Schmerz – Maßnahmen			
Maßnahme *	**Mögliche Anwendungsgebiete**	**Hier ist Vorsicht geboten**	**Hinweise zur Anwendung**
Entspannung zum Beispiel durch: Massage, autogenes Training, Meditation, Einsatz von Tieren	Chronische Schmerzen; als vorbeugende Maßnahme (zum Beispiel vor einer Entbindung); nach einer Operation	Menschen, die zu Depressionen neigen, sollten keine Meditationsübungen durchführen.	Häufiger Wechsel zwischen Methoden sollte vermieden werden.

* Ehe Sie eine der Maßnahmen anwenden, sprechen Sie unbedingt mit Ihren Arzt oder Ärztin und dem Pflegepersonal.

In den vorhergegangenen Abschnitten wurde ausführlich beschrieben, wie das Problem Schmerz aus aktueller, pflegewissenschaftlicher Sicht gesehen wird. Von großer Bedeutung ist dabei in jedem Fall die Einschätzung von Schmerzzuständen. Nur wenn erkannt wird, dass Schmerzen vorliegen, kann entsprechend reagiert werden. Hier setzt der Expertenstandard mit den Vorgaben für die professionell Pflegenden an.

Wichtigstes Ziel aller Maßnahmen des Standards: Schmerzfreiheit oder aber Schmerzen, die aufgrund der Selbsteinschätzung der Betroffenen im Bereich der Schmerzskala (siehe Seite 108) höchstens drei von zehn Punkten erreichen.

Wird der Expertenstandard »Schmerzmanagement« eingehalten?

1. **Dies können Sie von den Pflegeeinrichtungen oder -diensten erwarten:**

   ···› Zu Beginn der Pflege (zum Beispiel bei der Aufnahme) wird überprüft, ob der Patient oder Pflegebedürftige Schmerzen hat. In der Regel geschieht dies durch eine gezielte Befragung der Betroffenen. Wenn zu diesem Zeitpunkt keine Schmerzen vorliegen, soll diese Ersteinschätzung regelmäßig wiederholt werden.

   ···› Falls Schmerzen vorliegen, muss eine systematische **Schmerzeinschätzung** vorgenommen werden. Bei Pflegediensten und Einrichtungen müssen zu diesem Zweck verschiedene Einschätzungsinstrumente (zum Beispiel Schmerzskalen; siehe Seite 108) vorhanden sein. Die Einschätzung muss ausführlich sein und in verschiedenen Situationen (zum Beispiel in Ruhe und bei Belastung) durchgeführt werden. Bei akuten Schmerzen, zum Beispiel im Krankenhaus, sollte eine Einschätzung mindestens einmal pro achtstündiger Schicht durchgeführt werden – auch in der Nacht.

   ···› Wird bei der Einschätzung der Schmerzstärke ein Wert von drei von zehn Punkten (siehe Schmerzskala) erreicht, müssen ärztliche Anordnungen eingeholt oder in der Einrichtung vorgegebene Maßnahmen (zum Beispiel eine bestimmte Schmerzmedikation nach einer bestimmte Operation) eingeleitet werden.

   ···› Aufgabe der Pflegefachkraft ist auch, in Absprache mit dem behandelnden Arzt, **vorbeugende Maßnahmen** gegen mögliche Nebenwirkungen durchzuführen (zum Beispiel Bewegungsübungen und Ernährungsumstellung zur Vermeidung von Verstopfungen).

6

----> In Absprache mit dem Betroffenen und dessen Angehörigen und den beteiligten Berufsgruppen (zum Beispiel Ärzte und Krankengymnasten) werden durch die Pflegefachkraft nicht-medikamentöse Maßnahmen zur Ergänzung der Schmerztherapie angeboten.

2. **Betroffene und Angehörige sollen gezielt zu folgenden Inhalten geschult und beraten werden:**
   ----> Ziele, Möglichkeiten und Grenzen einer Schmerztherapie
   ----> Wie kann man selbst den Schmerz einschätzen?
   ----> Warum ist eine konsequente und zeitgerechte Einnahme der Medikamente wichtig?
   ----> Vorbeugung von Nebenwirkungen
   ----> Nicht-medikamentöse Maßnahmen
   ----> Anleitung zu praktischen Übungen (zum Beispiel schmerzreduzierende Bewegungsabläufe)
   ----> Im Rahmen dieser pflegerischen Beratung müssen die Einrichtungen geeignetes Informationsmaterial zur Verfügung stellen.

3. **Innerhalb der pflegerischen Planung müssen folgende Dokumente einzusehen sein:**
   ----> Eine für die Einrichtung geltende Regelung für die medikamentöse Schmerzbehandlung. Hier sollten genaue Abläufe beschrieben werden, wie in der Einrichtung unter Einbeziehung von anderen Berufsgruppen bei einer Schmerztherapie umgegangen wird. Im Einzelnen können dabei enthalten sein:
     ----> Name und Erreichbarkeit von für die Schmerztherapie zuständigen Ärzten
     ----> Festgelegte Behandlungsabläufe (zum Beispiel eine festgelegte Bedarfsmedikation bei Schmerzen nach einer bestimmten Operation)
     ----> Angaben über vorbeugende Maßnahmen gegen Schmerz bei bestimmten pflegerischen oder medi-

zinischen Maßnahmen (zum Beispiel bei schmerzhaften Untersuchungen im Krankenhaus)

---> Angaben über die Anwendung von Empfehlungen der
Fachgesellschaften (zum Beispiel Deutsche Gesellschaft für Palliativmedizin, Deutsche Gesellschaft
zum Studium des Schmerzes)

---> Die Schmerzeinschätzung ist Grundlage für die Behandlungsmaßnahmen und sollte individuell und so
ausführlich wie nötig erfolgen.

Tipps für die Pflege zu Hause

---> Da Pflegebedürftige häufig mehrere Medikamente einneh-
men müssen, sollten Sie sich eng mit dem behandelnden
Arzt abstimmen und die Wirkung der Medikamente bei dem
Angehörigen beobachten.

---> Schätzen Sie gemeinsam mit dem Pflegebedürftigen die
Stärke der Schmerzen ein.

---> Nutzen Sie alle weiteren Maßnahmen zur Schmerzlinderung.

6

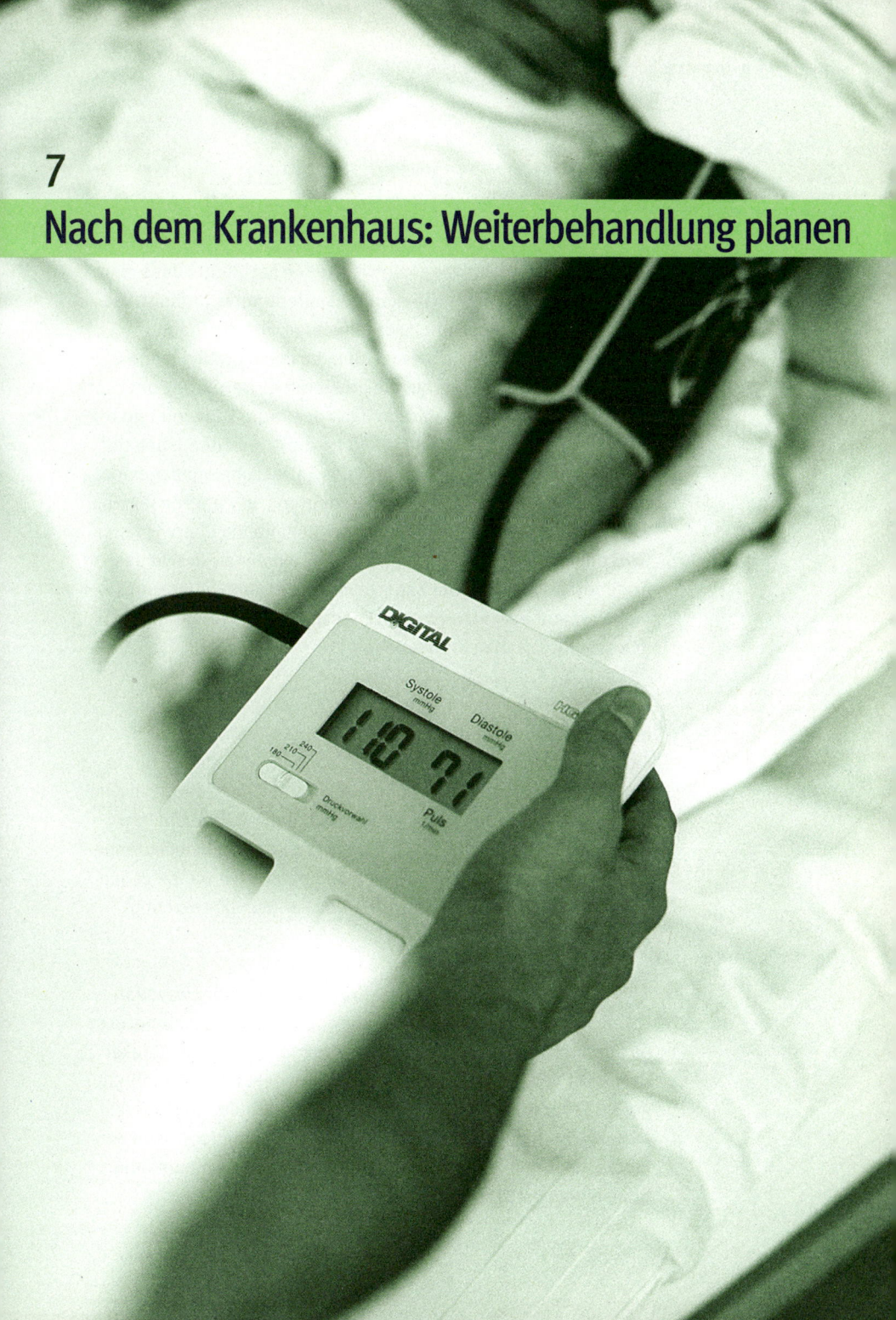

7

Nach dem Krankenhaus: Weiterbehandlung planen

Effiziente Nachsorge gewährleisten

Unter Entlassungsmanagement verstehen Fachleute, dass man schon bei Beginn eines Krankenhausaufenthaltes anfängt, die Entlassung zu planen und zu organisieren. Bei der Planung soll vor allem berücksichtigt werden, dass die ärztliche und therapeutische Versorgung, die pflegerische Betreuung und die Versorgung mit Hilfsmitteln nach der Entlassung gut und reibungslos organisiert ist und direkt an die Krankenhausbehandlung anschließt. Ein funktionierendes Entlassungsmanagement ist in anderen Einrichtungen von Bedeutung, etwa wenn jemand vom ambulanten Pflegedienst in ein Pflegeheim »überwiesen« wird oder auch von einer Kurzzeitpflege wieder zurück zu den Angehörigen kommt. Der Expertenstandard zum Entlassungsmanagement befasst sich allerdings nur mit der Situation der Entlassung aus dem Krankenhaus.

Dass ein Entlassungsmanagement notwendig ist, hängt unter anderem mit dem deutschen Gesundheitssystem und mit der Finanzierung von Krankenhäusern zusammen. In Deutschland unterteilt sich das System der medizinischen Versorgung in zwei Bereiche: den stationären und den ambulanten Bereich. Patienten, die medizinische Leistungen (zum Beispiel eine ärztliche Behandlung) in Anspruch nehmen und dann nach Hause gehen können, sind ambulant behandelt worden. Wer übernachten muss, wird stationär behandelt.

Seit dem Jahr 2004 erhalten die Krankenhäuser für einen Patienten, der dort behandelt wird, nur noch einen Pauschalbetrag (»Fallpauschalen«), der sich an der Diagnose orientiert. Dieser Betrag ist von der Dauer der Krankenhausbehandlung unabhängig. Dies führt in der Praxis dazu, dass die Krankenhäuser daraufhin arbeiten, Patientinnen und Patienten möglichst früh zu entlassen, denn jeder Tag mehr kostet das Krankenhaus Geld, ohne etwas dafür zu bekommen.

Wenn allerdings Patienten zunehmend früher entlassen werden, kann dies dazu führen, dass sie ambulant weiterbehandelt
werden müssen. Vor Einführung der Fallpauschalen hatte der
Hausarzt in der Regel zum Beispiel eine Medikamententherapie
fortgeführt. In Zeiten, in denen mehr Patienten ein sehr hohes
Alter haben und oftmals an verschiedenen, schweren Grunderkrankungen leiden, ist die ambulante Versorgung häufig nicht
allein auf die hausärztliche Betreuung beschränkt. Vielmehr ist
häufig ein Zusammenspiel professioneller Hilfsanbieter notwendig. Zu diesem Hilfssystem gehören unter anderem:

···› Die Haus- und fachärztliche Weiterbehandlung
···› Pflegerische Hilfe im täglichen Alltag (zum Beispiel die Hilfe
     beim Waschen)
···› Pflegerischen Maßnahmen, die direkt als Folge des Kran-
     kenhausaufenthaltes erforderlich sind (zum Beispiel ein
     Verbandwechsel)
···› Die Versorgung mit medizinischen und pflegerischen Hilfs-
     mitteln
···› Weitere therapeutische Maßnahmen (zum Beispiel Kranken-
     gymnastik)
···› Sonstige Hilfen im Alltag (zum Beispiel bei Behördengängen)
···› Finanzielle Hilfen, die aufgrund einer veränderten Situation
     nach dem Krankenhausaufenthalt erforderlich sind

Wenn man davon ausgeht, dass Patientinnen und Patienten
durch die verkürzte Liegezeit im Krankenhaus mit einem zum
Teil hohen Unterstützungsbedarf nach Hause entlassen werden,
kann man sich vorstellen, dass es für sie schwierig bis unmöglich ist, alle notwendigen Maßnahmen selbst so zu organisieren,
dass sie direkt im Anschluss an den Krankenhausaufenthalt
greifen. Manche Hilfen kommen erst später zum Einsatz, manche vielleicht auch gar nicht, weil Patienten überhaupt nicht wissen, was zur weiteren Genesung notwendig ist und wie sie sich
selber im Bezug auf die weitere Gesundung verhalten müssen.

7

Diese Lücke zwischen dem stationären Krankenhausbereich und der ambulanten Versorgung bezeichnen Fachleute als Versorgungsbruch. Für Patientinnen und Patienten kann dies zu Verzögerungen in der Heilung und im schlimmsten Fall zu einer erneuten Krankenhauseinweisung führen. So entstehen Kosten, die bei einer besser organisierten und geplanten Überleitung vom Krankenhaus und die ambulante Versorgung vermieden werden könnten. Aus diesem Grund ist es ein Zeichen von guter Qualität, wenn eine Einrichtung ein System zum Entlassungsmanagement hat. Damit wird gewährleistet, dass Patientinnen und Patienten nach der Entlassung ohne Unterbrechung ihrem Bedarf entsprechend versorgt werden.

In der Regel denkt man beim Entlassungsmanagement vor allem an die Entlassung von Patientinnen und Patienten aus dem Krankenhaus. Alle denkbaren Einrichtungen, die an der professionellen Pflege beteiligt sind, sollen die Vorgaben des Expertenstandards anwenden, also zum Beispiel Pflegedienste, wenn Patienten in ein Pflegeheim umziehen. Dies ist sinnvoll, denn es kommt immer vor, dass ambulante Pflegedienste nur für eine begrenzte Zeit nach einem Krankenhausaufenthalt hinzugezogen werden oder aber die Patienten beispielsweise für einen gewissen Zeitraum im Rahmen einer Kurzzeitpflege in ein Pflegeheim gehen.

Auch wenn sich der Expertenstandard nur mit der Entlassung aus dem Krankenhaus befasst, könnten auch andere Einrichtungen, die an der professionellen Pflege beteiligt sind, die Vorgaben des Expertenstandards anwenden. Beispielsweise könnten dies Pflegedienste sein, wenn Patienten in ein Pflegeheim umziehen.

Wird der Expertenstandard »Entlassungsmanagement« eingehalten?

Wichtiges Qualitätsmerkmal für ein Krankenhaus ist ein Entlassungsmanagement. Erkundigen Sie sich schon bei der Auswahl danach. Arbeitet die Einrichtung nach dem Expertenstandard, muss sie eine schriftliche Regelung vorweisen können, in der beschrieben wird, wie das Entlassungsmanagement geregelt ist. Dies kann zum Beispiel ein Ablaufdiagramm sein. Dazu gehören in der Regel aber noch andere Dokumente und Angaben, wie in der Einrichtung der Bedarf an Pflege oder Schulung für die Zeit nach der Entlassung eingeschätzt und dokumentiert wird. Beispielsweise können dies Nachweise über durchgeführte Schulungen oder spezielle Fragebögen zur Einschätzung des Schulungsbedarfes der Pflegebedürftigen.

[ ] Tipp

Fragen Sie nach, welche Pflegekraft für die Organisation Ihrer Entlassung verantwortlich ist. Dies können spezialisierte Mitarbeiter sein, die sich abteilungsübergreifend darum kümmern. Es kann aber auch sein, dass die Pflegekraft, die Sie regelmäßig betreut hat, die Verantwortung für die Entlassung übernimmt. Beides ist gut. Schlecht wäre, wenn das Krankenhaus auf Ihre Frage keine Antwort geben kann.

7

Im Rahmen des Expertenstandards wird zum Teil genau vorgegeben, welche pflegerischen Maßnahmen zu welchem Zeitpunkt zu erfolgen haben. Werden folgende Aktionen zum angegebenen Zeitpunkt durchgeführt, arbeitet die Einrichtung nach dem Standard. Erfolgen die Maßnahmen nicht, sollten Sie nachhaken.

Entlassung – dies können Sie erwarten

Wann	Maßnahme	Kommentar
Innerhalb von 24 Stunden nach der Aufnahme	Die Pflegekraft erstellt eine Einschätzung darüber, welcher Unterstützungsbedarf voraussichtlich nach der Entlassung erwartet werden kann. Dabei sollen die Angehörigen und auch andere Informationsquellen (zum Beispiel ein vorhandener Pflegedienst) einbezogen werden.	Die Pflegefachkräfte können dies im Zusammenhang mit einem Aufnahmegespräch durchführen. vielleicht ist es nicht immer klar, dass hier schon von der Entlassung die Rede ist. Im Zweifel sollten Sie nachfragen und äußern, dass Sie sich Sorgen um die Zeit nach der Entlassung machen.
Frühzeitig während des Aufenthaltes	Die Pflegefachkraft plant gemeinsam mit dem Pflegebedürftigen, den Angehörigen und anderen beteiligten Berufsgruppen Maßnahmen, die für eine reibungslose Entlassung wichtig sind.	Dafür ist eine individuelle Einschätzung des Pflege- und Unterstützungsbedarfes notwendig. Die Maßnahmen müssen dabei unbedingt mit den Betroffenen abgestimmt werden. Beispiele für zu planende Maßnahmen können sein: die Beantragung einer Pflegestufe schon im Krankenhaus oder auch die Planung einer gemeinsamen Besprechung mit dem Pflegebedürftigen, dem Krankenhauspflegepersonal und dem ambulanten Pflegedienst, welcher die weitere Betreuung übernehmen soll.
Rechtzeitig vor der Entlassung	Hier wird die Planung konkreter: Der Entlassungstermin wird mit dem Pflegebedürftigen, den Angehörigen und den an der weiteren Versorgung beteiligten Einrichtungen abgestimmt.	Zu diesem Zeitpunkt könnte eine gemeinsame Besprechung (s.o.), die in der Fachsprache »Pflegeübergabe« genannt wird, durchgeführt werden. Hier hat die weiterbetreuende Einrichtung die Möglichkeit, ihre Einschätzung zu geben und auf mögliche Lücken in der Versorgung hinzuweisen. **Hinweis:** Alle Mitarbeiter einer Einrichtung sind den Datenschutzvorgaben verpflichtet und dürfen ohne die Einwilligung des Betroffenen nicht personenbezogene Daten weitergeben.

Entlassung – dies können Sie erwarten

Wann	Maßnahme	Kommentar
Rechtzeitig vor der Entlassung	Ebenfalls rechtzeitig vor der Entlassung soll die Pflegefachkraft dafür sorgen, dass Patienten und Angehörige eine bedarfsgerechte Beratung und Schulung erhalten.	Die Beratung und Schulung kann verschiedene Inhalte haben, und dabei kann es sich um die richtige Methode, sich selbst Insulin zu spritzen oder um eine Ernährungsberatung handeln. Denkbar ist auch eine psycho-soziale Beratung zum Umgang mit besonderen Belastungssituationen oder eine Information zu Patientenrechten und Selbsthilfegruppen in Abhängigkeit der Situation und des Bedarfs.
Spätestens 24 Stunden vor der Entlassung	Spätestens zu diesem Zeitpunkt muss die Pflegekraft gemeinsam mit dem Betroffenen und den Angehörigen überprüfen, ob alle Fragen zur Entlassung geklärt sind und ob alles, was nach der Entlassung notwendig ist, organisiert wurde.	Der Zeitraum von mindestens 24 Stunden vor der Entlassung ist notwendig und sinnvoll, weil im Zweifel dann noch genügend Zeit vorhanden ist, um auf kurzfristige Veränderungen der Situation, zum Beispiel auf eine plötzliche Verschlechterung des Gesundheitszustandes, reagieren zu können.
Innerhalb von 48 Stunden nach der Entlassung	Hier wird das Besondere am Entlassungsmanagement deutlich: Die Pflegekraft soll nach der Entlassung mit dem Betroffenen, den Angehörigen oder der weiterbetreuenden Einrichtung Kontakt aufnehmen, um zu überprüfen, inwieweit die vorher geplanten Maßnahmen umgesetzt wurden.	Diese Maßnahme soll hauptsächlich dazu dienen, zu überprüfen, ob und in welchem Ausmaß die Planung von der weiterbetreuenden Einrichtung umgesetzt wird und ob die geplanten Maßnahmen sinnvoll und angemessen waren. Im Zweifel bekommen Betroffene und ihre Angehörigen nichts davon mit, weil die Kontaktaufnahme auch durch ein Telefonat, beispielsweise mit dem Pflegedienst erfolgen kann.

7

Wenn Sie selber feststellen, dass etwas nicht wie geplant läuft, können Sie sich auch noch einmal mit der Einrichtung, aus der Sie entlassen wurden, in Verbindung setzten. Diese kann – wenn sie das Entlassungsmanagement ernstnimmt – dann bei der weiterbetreuenden Einrichtung darauf drängen, dass diese Mängel beseitigt werden.

Mit diesem genauen Zeitplan soll vor allem vermieden werden, dass der Arzt am Morgen bei der Visite verkündet, dass man noch am selben Tag nach Hause kann, ohne die Möglichkeit zu haben, die Entlassung zu regeln. Dies kommt leider immer noch vor.

Funktioniert das Entlassungsmanagement in einer Einrichtung, kann dies eine deutliche Qualitätsverbesserung für alle Beteiligten nach sich ziehen.

Wie auch bei den anderen Expertenstandards können Sie eindeutig anhand von Dokumenten nachvollziehen, ob eine Einrichtung nach dem Standard arbeitet. Im Zusammenhang mit dem pflegerischen Expertenstandard Entlassungsmanagement müssen folgende Dokumente (neben der schriftlichen Regelung über den Ablauf des Entlassungsmanagements) für die Betroffenen einzusehen sein:

1. **Eine aktuelle Einschätzung des Unterstützungs- und Versorgungsbedarfes, der voraussichtlich nach der Entlassung vorliegt.**
   Diese Einschätzung muss möglichst präzise sein und soll über den Verlauf des Aufenthaltes aktualisiert werden. Die individuellen Bedürfnisse und die eigene Einschätzung des Betroffenen und der Angehörigen müssen darin aufgenommen werden.

2. **Eine individuelle Entlassungsplanung**
   ⤏ Sobald die Entlassung gemeinsam mit dem Betroffenen, den Angehörigen und den beteiligten Berufsgruppen geplant wurde, muss dieser Vorgang schriftlich dokumentiert werden.

---⟩ Enthalten sein sollten die erforderlichen Maßnahmen (beispielsweise die Beschaffung von Hilfsmitteln oder die Kontaktaufnahme mit dem Pflegedienst) und Angaben darüber, wer für die Maßnahme verantwortlich ist. Beispiele für die Inhalte einer Entlassungsplanung können sein:

   ---⟩ Planung zu Wundversorgung, Medikamentenversorgung oder Mobilität

   ---⟩ Welche Stärken hat der Patient und können die Stärken des Patienten gefördert werden (zum Beispiel durch Beratung und Anleitung)?

   ---⟩ Planung zu Unterstützungs- und Versorgungsmöglichkeiten durch den Hausarzt, Pflegedienste, Angehörige, sonstige Hilfen

   ---⟩ Angaben zum Stand der Koordination der einzelnen Hilfen, zum Beispiel: Welche Absprachen gibt es mit wem und welche Stellen müssen noch informiert oder beauftragt werden?

Tipps

---⟩ Machen Sie sich möglichst frühzeitig (zum Beispiel vor einer geplanten Operation) Gedanken über die Zeit nach der Entlassung.

---⟩ Besprechen Sie – wenn möglich – mit Ihrem einweisenden Arzt, wie die medizinische Versorgung nach der Krankenhausentlassung aussehen wird.

---⟩ Klären Sie, ob es in Ihrer Nähe Unterstützungsangebote gibt wie beispielsweise Pflegedienste oder Apotheken mit Lieferservice.

---⟩ Wenn nicht klar ist, wer Sie nach der Entlassung unterstützen kann, sollten Sie im Krankenhaus frühzeitig Kontakt mit dem Sozialdienst aufnehmen. Die Mitarbeiter können Hilfen organisieren und auch bei Anträgen für Hilfsmittel oder eine Rehabilitation behilflich sein.

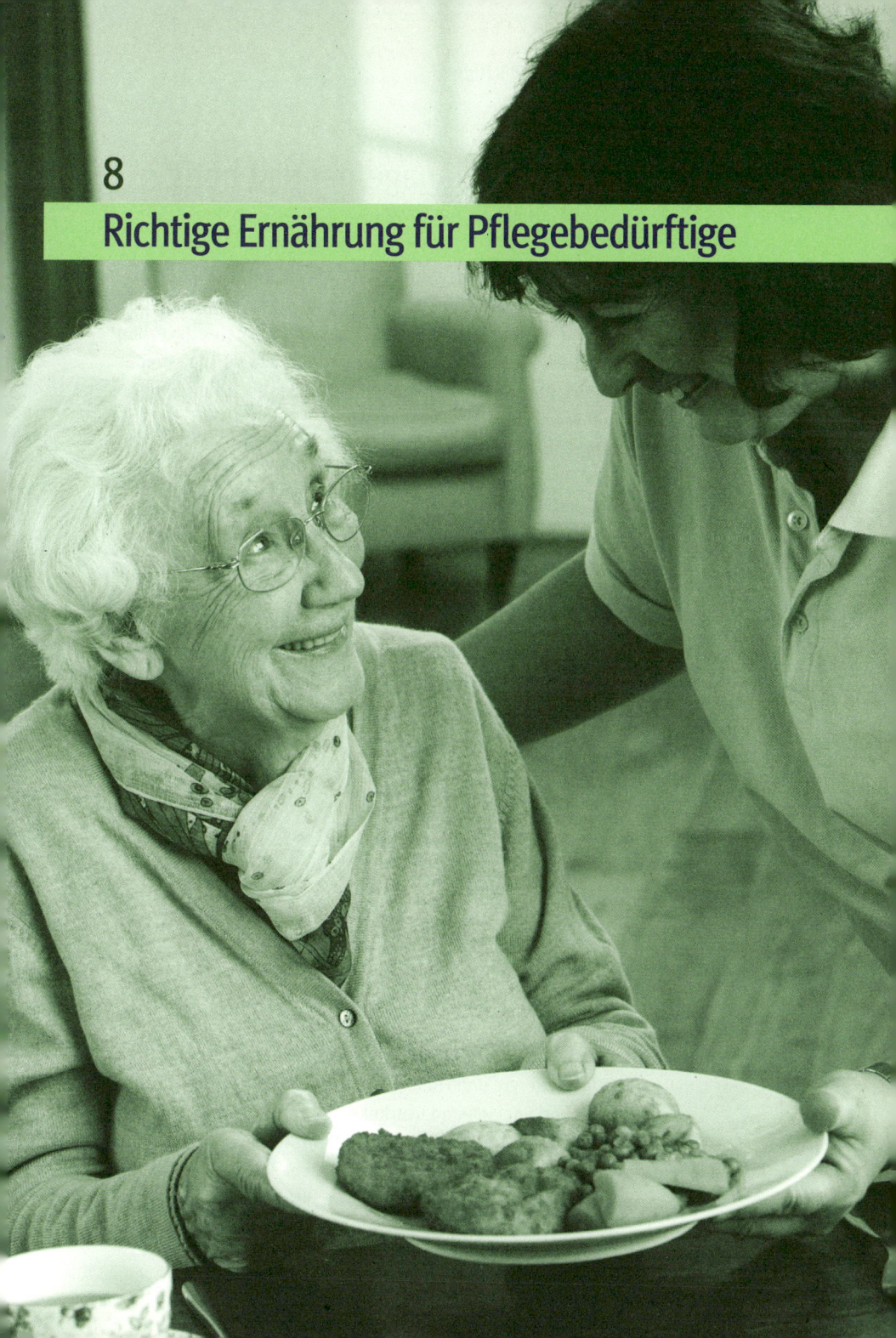

Richtige Ernährung für Pflegebedürftige

Ernährungsmanagement ist nötig

Sich ausreichend und gesund zu ernähren, gehört zu den Selbstverständlichkeiten des Lebens. In der heutigen Zeit führt eher der Überfluss an Möglichkeiten sich zu ernähren, verbunden mit Bewegungsmangel zu gesundheitlichen Problemen. Übergewicht fängt häufig schon im Kindesalter an und begünstigt bei Erwachsenen das Entstehen von Krankheiten wie Diabetes oder Herz-Kreislauferkrankungen.

Bei älteren Menschen in einer Pflegeeinrichtung, die häufig an chronischen Krankheiten leiden oder bei denen eine Demenz vorliegt, sind die Probleme im Bereich der Ernährung häufig ganz anderer Natur. Zunehmend spielt Mangelernährung eine Rolle. Zwar gibt es keine verlässlichen Zahlen über das Ausmaß an mangelernährten Menschen in stationären Pflegeeinrichtungen, es gibt aber dafür Indizien, dass dieser Zustand weitaus häufiger vorkommt, als bislang angenommen wurde.

Bedeutung von Ernährung

Essen und Trinken spielen von der Geburt bis zum Tod eine bedeutsame Rolle im Leben eines Menschen. Dabei geht es zum einen um die Versorgung des Menschen mit Nährstoffen, damit der Körper »funktionieren« kann. Die Zellen, Muskeln und Organe benötigen Energie und Flüssigkeit, die vom Körper aus den unterschiedlichen Speisen und Getränken gewonnen werden können. Je nach Alter kann dabei der Bedarf an Nährstoffen unterschiedlich hoch sein, und in der Regel haben Menschen durch Hunger und Appetit einen eingebauten Sensor, der hilft, den Bedarf zu regeln.

Fehlender Appetit oder auch fehlender Durst signalisieren im Alter manchmal fälschlicherweise, dass der Körper zunehmend weniger Nährstoffe braucht. Dies kann trügerisch sein. Bei älteren Menschen sind zwar die Aktivität und damit der Bedarf an Energie häufig vermindert. Der grundsätzliche Nährstoffbedarf nimmt aber mit dem Alter nicht ab. Eine regelmäßige, ausgewogene und bewusste Ernährung ist in diesem Lebensabschnitt deshalb umso wichtiger.

Die Nahrungsaufnahme hat noch andere Bedeutungen: Sie ist verbunden mit Lust und Freude und spielt eine Rolle im sozialen Leben. Das gemeinsame Einnehmen von Mahlzeiten ist Teil unserer Kultur und ist wichtig im gesellschaftlichen Leben, zum Beispiel bei Festen – man denke an den Geburtstagskuchen oder die Weihnachtsgans – oder auch im Alltag. Ernährung spielt in den meisten Religionen eine Rolle, entweder als gemeinsame Mahlzeit zu bestimmten Zeitpunkten im Jahr oder als vorgeschriebene Regel bei der Ernährung im Alltag. Pflegebedürftigkeit beeinflusst häufig alle diese Gewohnheiten und Rituale, die unter Umständen von hoher Bedeutung für die betroffenen Personen sind.

Folgen einer Mangelernährung

8

Eine Mangelernährung liegt immer dann vor, wenn eine Person weniger Nährstoffe aufnimmt als sie für die den Stoffwechsel des Körpers und die Aktivitäten benötigt. Dieser Mangel hat dabei immer Auswirkungen auf den Ernährungszustand (zum Beispiel das Körpergewicht), die Funktionen des Körpers und den Gesundheitszustand. Die Folgen von Mangelernährung sind für die Betroffenen zum Teil drastisch und schränken die Lebensqualität beträchtlich ein. Mögliche Auswirkungen können sein:

---> Schwäche

---> Müdigkeit

---> Erhöhte Sturzgefahr

---> Vermehrt Komplikationen bei medizinischen Behandlungen

---> Erhöhtes Risiko für weitere Erkrankungen

---> Abnahme der Muskelkraft

---> Wundheilungsstörung

---> Erhöhtes Risiko für ein Druckgeschwür

---> Beeinträchtigung von Nerven und Denkvermögen

---> Eingeschränktes Immunsystem - Anfälligkeit für Infektions-
krankheiten.

Das Zusammenspiel zwischen einer Mangelernährung und dem
Gesundheitszustand kann dabei als Teufelskreis angesehen
werden: Mangelernährung führt zu einem schlechteren Gesundheitszustand – dieser erhöht das Risiko für ein weiteres Miss-
verhältnis zwischen Nahrungsaufnahme und Nahrungsbedarf.

Weil Mangelernährung drastische Auswirkungen auf den persönlichen Gesundheitszustand hat, können Behandlungen nötig
werden, oder der Patient muss deshalb in ein Krankenhaus oder
es können sich Krankenhausaufenthalte verlängern. Experten
berechneten im Jahr 2007 jährliche Kosten durch Mangelernährung für das deutsche Gesundheitssystem in Höhe von neun
Milliarden Euro.

Risikofaktoren

Das Risiko, an einer Mangelernährung zu leiden, ist nicht für alle
Menschen gleich. Kenntnisse über Ursache und Risiken sind der
erste Schritt, eine beginnende Mangernährung zu erkennen und
ihr frühzeitig entgegenzuwirken. Zum Teil erhöht sich das Risiko, wenn sich die Lebensumstände und/oder die gesundheitliche Situation von Menschen ändern. Beispielsweise können
bestimmte Krankheitszustände den Bedarf an Energie um bis zu

50 Prozent erhöhen. Auch psychische Faktoren und die Art der verfügbaren Lebensmittel können Risikofaktoren darstellen. Die häufigsten Faktoren, die das Risiko erhöhen, an einer Mangelernährung zu leiden, sind beispielsweise:

····⟩ Akute und chronische Erkrankungen
····⟩ Eingeschränkte Mobilität
····⟩ Eingeschränkte Gehirnleistung (zum Beispiel durch eine Demenz)
····⟩ Depressionen
····⟩ Appetitlosigkeit
····⟩ Schlechte Zähne
····⟩ Schluckstörungen
····⟩ Armut
····⟩ Einsamkeit/fehlende Kontakte zu anderen Menschen
····⟩ Einseitige Ernährung
····⟩ Schlechtes Ernährungsangebot/schlechte Ernährungsberatung (im Krankenhaus, in einer Pflegeeinrichtung oder auch zu Hause)
····⟩ Störungen während der Mahlzeiten (Lärm, ungewollte Gesellschaft)
····⟩ Unzufriedenheit mit dem Speisenangebot/fehlende Alternativen.

Aus dieser kurzen Auflistung wird deutlich, dass es eine ganze Reihe an allgemeinen Risikofaktoren gibt, die zu einer Mangernährung führen können. Appetitlosigkeit zählt dabei zu den Hauptursachen für das Auftreten einer Mangelernährung. Vielfach bemerken die Betroffenen nicht, dass sie zu wenig essen.

8

Darüber hinaus kommen bei älteren, kranken Menschen, die einen erhöhten Pflegebedarf haben, häufig mehrere Risikofaktoren zusammen. Hochbetagte Menschen mit chronischen Krankheiten sind häufig in ihrer Mobilität eingeschränkt. Dadurch werden die Kontakte zu anderen Menschen seltener, Einsamkeit und Isolation drohen. Wenn außerdem in einer Pflegeeinrichtung ungünstige Voraussetzungen bestehen (zum Beispiel schlechtes

Angebot an Speisen, häufige Störungen während der Mahlzeiten) kann es leicht zu einer Mangelernährung kommen.

Ernährung und schwere Krankheit

Schwere Krankheitszustände können mit einer Mangelernährung einhergehen. Schluckstörungen aufgrund von Schäden am Gehirn oder an den Nerven können eine zeitweise »künstliche« Ernährung (zum Beispiel durch eine Sonde) notwendig machen. Studien haben gezeigt, dass in solchen Situationen eine zusätzliche Zufuhr von Nährstoffen durch eine Sonde sowohl den Gesundheitszustand stabilisieren als auch die Lebensqualität verbessern kann.

Krebserkrankungen im Endstadium sind häufig mit Appetitlosigkeit und einem Verlust von Geschmacksempfindungen verbunden. Hier konnte nachgewiesen werden, dass durch eine Anpassung der Speisen an die Bedürfnisse der Patienten sowie durch eine gute Behandlung von Schmerzen und anderen Krankheitssymptomen die Ernährungssituation verbessert werden konnte. Auch wenn Patienten in der Sterbephase sehr selten das Bedürfnis haben, etwas zu essen und zu trinken, konnten in der Studie über 90 Prozent der untersuchten Patienten bis zum Zeitpunkt ihres Todes essen.

Nicht nur ein rechtliches Problem: Zwang zur Nahrungsaufnahme

In der Pflege und vor allem beim Umgang mit demenziell erkrankten Menschen gibt es immer wieder Situationen, in denen der betroffene Mensch selbst keine Nahrung zu sich nimmt oder sich abweisend verhält, wenn ihn jemand bei der Nahrungsaufnahme unterstützen möchte. Dabei ist – vor allem bei Personen, die in ihrem Denkvermögen beeinträchtigt sind – nicht immer klar, ob Nahrung und Flüssigkeit nicht gewollt sind oder ob der Pflegebedürftige nicht mehr essen und trinken kann.

Bei abweisendem Verhalten oder wenn unklar ist, ob jemand wirklich keine Nahrung und Flüssigkeit mehr möchte, stehen das Pflegepersonal, Ärzte und Angehörige vor einem Gewissenskonflikt: Ohne Nahrung kann ein Mensch nicht lange überleben und ohne Flüssigkeit verdurstet ein Mensch nach wenigen Tagen. Soll oder darf man einen pflegebedürftigen Menschen zwingen, Flüssigkeit und Nahrungsmittel zu sich zu nehmen? Grundsätzlich darf man jemanden gegen seinen Willen nicht zwingen.

Schwer pflegebedürftige Menschen, insbesondere die mit eingeschränktem Denkvermögen, sind häufig weder in der Lage, sich dazu zu äußern, noch können sie die Fragen, die an sie gerichtet werden, verstehen. Und selbst wenn es in dieser Situation einen gerichtlich bestellten, rechtlichen Betreuer gibt, bewegen sich vor allem Pflegefachkräfte häufig in einer Grauzone, in der von keiner Seite, weder von Richtern, Ärzten, Angehörigen oder Betreuern eine definitive Entscheidung, wie sie vorzugehen haben, getroffen wird.

Pflegende müssen in jeder Situation neu entscheiden, wie sie mit der »Macht«, die sie haben, umgehen. **In den allermeisten Fällen tun sie dies sehr verantwortungsvoll.** Trotzdem stehen die Pflegefachkräfte tagtäglich vor diesen weitreichenden Entscheidungen. Wenn niemand da ist, der die Entscheidung wirklich im Sinne des Pflegebedürftigen treffen kann und wenn unklar ist, was die Betroffenen wirklich wollen, muss klar sein, dass solche schwierigen Situationen im Zusammenhang mit der Aufnahme von Nahrung und Flüssigkeit in deutschen Wohnungen, Krankenhäusern und Heimen an der Tagesordnung sind und dass nicht immer Entscheidungen getroffen werden, in denen der Wille der Pflegebedürftigen an erster Stelle steht.

8

Daher ist es für Angehörige und Pflegefachkräfte sehr wichtig, wenn Sie rechtzeitig festlegen, was Sie wünschen, wenn Sie schwer krank oder pflegebedürftig werden. Sie können Vorsorge treffen, damit der eigene Wille später Beachtung findet. Mit Hilfe einer Patientenverfügung können volljährige Menschen schriftlich festlegen, wie sie zu einem späteren Zeitpunkt, wenn sie nicht mehr in der Lage sind, sich zu äußern, behandelt und gepflegt werden wollen.

[ ] Buchtipp

Wie man eine Patientenverfügung erstellt und was man sonst noch beachten muss, können Sie im Ratgeber »Patientenverfügung, Vorsorgevollmacht und Betreuungsverfügung« nachlesen, siehe Seite 168.

Sollten Sie als Angehöriger Zweifel haben, ob der Pflegebedürftige gegen seinen Willen zur Nahrungsaufnahme gezwungen wird, sprechen Sie umgehend mit der Pflegheimleitung oder dem behandelnden Arzt oder der Ärztin oder mit der Pflegekasse.

Mangelernährung rechtzeitig erkennen

Eine Herausforderung für Pflegende ist es, Mangelernährung ihrer Patienten frühzeitig zu erkennen, um Gegenmaßnahmen ergreifen zu können. Die folgende Tabelle gibt einen Überblick über wichtige Punkte, auf die Pflegefachkräfte und Angehörige achten können.

Anzeichen und Gründe für eine mögliche Mangelernährung	
Direkte Anzeichen für einen Nahrungs- und/oder Flüssigkeitsmangel	⇢ (Unbeabsichtigter) Gewichtsverlust, fünf Prozent in drei Monaten beziehungsweise zehn Prozent in sechs Monaten ⇢ Jemand sieht unterernährt aus: zum Beispiel eingefallene Wangen, die Augen liegen tief in der Augenhöhle, vorstehende Knochen, plötzlich zu weit gewordene Kleidung. ⇢ Der Body Mass Index (BMI) ist kleiner als 20*. ⇢ Jemand zeigt Anzeichen eines Flüssigkeitsmangels, zum Beispiel plötzliche, unerwartete Verwirrtheit, trockene Schleimhäute, konzentrierter (sehr dunkler) Urin.
Auffälligkeiten im Essverhalten	⇢ Anzeichen dafür, dass Speisen und Getränke nicht aufgegessen werden, zum Beispiel Essensreste auf dem Teller oder wenn über mehrere Tage hinweg die Trinkmenge weniger als ein Liter pro Tag beträgt. ⇢ Wenig/kein Appetit, zum Beispiel aufgrund einer schweren Erkrankung und/oder durch Medikamente ⇢ Ärztlich angeordnete, verringerte Nahrungs- oder Flüssigkeitsaufnahme zum Beispiel vor oder nach Operationen
Allgemein erhöhter Bedarf des Körpers an Nährstoffen und/oder Flüssigkeit	⇢ Anzeichen für gesteigerte, körperliche Aktivität ⇢ Schwere akute oder chronische Erkrankungen ⇢ Stresssituationen ⇢ Fieber ⇢ Wunden ⇢ Hitze (im Sommer), stark geheizte Räume oder zu warme Kleidung

* = Body-Mass-Index. Diesen errechnet man, indem man die Körperlänge in Metern mit sich selbst malnimmt und dann das Körpergewicht in Kilogramm durch dieses Ergebnis teilt. Beispiel: Eine Person wiegt 60 kg und hat eine Körperlänge von 1,70 Metern. Die Körpergröße in Metern zum Quadrat erhält man, indem man den Wert (hier 1,70) noch einmal mit sich selbst multipliziert.
1,70 x 1,70 ergibt dabei 2,89. Dann teilt man das Gewicht von 60 kg durch dieses Ergebnis: 60:2,89 = 21 (aufgerundet). Wer es einfacher haben möchte, findet auf verschiedenen Internetseiten die Möglichkeit, den BMI automatisch berechnen zu lassen.

Was führt zu Mangelernährung ?

Eine mögliche Mangelernährung frühzeitig wahrzunehmen, ist das Eine. Besonders wichtig ist es aber, die Gründe zu kennen, die bei den Pflegebedürftigen zu einer zu geringen Nahrungsaufnahme oder einer zu geringen Trinkmenge führen. Wenn Pflegefachkräfte und Angehörige erste Hinweise auf Probleme mit der Nahrungsaufnahme erkannt haben, können sie sich an folgenden Punkten orientieren, um einer Mangelernährung entgegenzuwirken. Die Liste erhebt keinen Anspruch auf Vollständigkeit.

Anzeichen und Gründe für eine mögliche Mangelernährung im Krankenhaus

⋯⟶ Vorliegen von schweren, akuten oder chronischen Erkrankungen, die einer Krankenhausbehandlung notwendig machen (zum Beispiel Aids, Krebs oder schwere innere Erkrankungen)
⋯⟶ Umfangreiche Behandlung mit oder ohne Eingriffe (zum Beispiel bei einem entgleisten Diabetes mit stark schwankenden Blutzuckerwerten, bei schweren Operationen oder bei endoskopischen Eingriffen)
⋯⟶ Bei intensivmedizinischer Behandlung
⋯⟶ Bei lang andauernden oder aufwendigen und anstrengenden Untersuchungen

Anzeichen und Gründe für eine mögliche Mangelernährung der häuslichen Pflege

⋯⟶ Fehlende oder unzureichende Hilfen bei Pflegebedürftigkeit
⋯⟶ Mangelnde Versorgung mit Lebensmitteln (zum Beispiel erkennbar durch leeren Kühlschrank oder verdorbene Lebensmittel
⋯⟶ Umstände, welche die Versorgung mit Lebensmitteln erschweren (zum Beispiel fehlende Einkaufsmöglichkeiten, eingeschränkte Mobilität, Geldsorgen, kein Essen auf Rädern möglich)
⋯⟶ Fehlende Unterstützung bei der Haushaltsführung, wenn die Person körperlich oder vom Denkvermögen eingeschränkt ist (zum Beispiel durch eine Demenz oder Behinderung)

Anzeichen und Gründe für eine mögliche Mangelernährung im Pflegeheim/in Wohngruppen

⋯⟶ Möglicherweise störende Einflüsse der Umgebung (zum Beispiel Unruhe, Lärm)
⋯⟶ Störende Mitbewohner
⋯⟶ Schamgefühle der Pflegebedürftigen/fehlende Möglichkeit, sich zu äußern und um Hilfe zu bitten
⋯⟶ Fehlende Möglichkeit, die eigenen Wünsche und Gewohnheiten zu äußern
⋯⟶ Abneigung/Ablehnung des Angebots an Speisen und Getränken

Gründe für Mangelernährung		
	Warum isst der Patient/Bewohner zu wenig?	Warum trinkt der Patient/Bewohner zu wenig?
Ursache: körperliche oder geistige Beeinträchtigungen	⤏ Überforderung von Patienten mit eingeschränktem Denkvermögen (zum Beispiel ein Patient mit einer Demenz, der vergisst zu schlucken) ⤏ Körperliche Behinderungen an Armen oder Händen (Patient kann beispielsweise aufgrund einer Lähmung das Besteck nicht greifen.) ⤏ Schlechter Zustand im Mundbereich (zum Beispiel Trockenheit, Verletzungen) ⤏ Problem beim Kauen (zum Beispiel durch Zahnprobleme) ⤏ Schluckstörungen ⤏ Müdigkeit beim Essen (zum Beispiel durch Medikamentennebenwirkungen oder einen gestörten Schlaf-/Wachrhythmus) ⤏ Probleme beim Sehen/Hören	⤏ Überforderung von Patienten mit eingeschränktem Denkvermögen (zum Beispiel ein Patient mit einer Demenz, der vergisst zu schlucken) ⤏ Körperliche Behinderungen an Armen oder Händen (Patient kann beispielsweise aufgrund einer Lähmung das Besteck nicht greifen.) ⤏ Schluckstörungen
Ursache: fehlende Lust zum Essen, kein Appetit, Ablehnung von Essen	⤏ Besondere psychische Belastung (zum Beispiel bei Einsamkeit) ⤏ Akute Krankheit ⤏ Schmerzen ⤏ Bewegungsmangel ⤏ Mögliche Nebenwirkungen von Medikamenten ⤏ Einschränkungen beim Geruchs- und/oder Geschmackssinn ⤏ Mangelhafte Informationen über bereitgestellte Speisen beziehungsweise deren Zutaten ⤏ Kulturelle oder religiöse Gründe ⤏ Individuelle Abneigungen/Gewohnheiten/Vorlieben ⤏ Angst (zum Beispiel vor Allergien oder Unverträglichkeiten)	⤏ Schmerzen ⤏ Vermindertes Durstgefühl ⤏ Wunsch nach geringer Urinausscheidung (zum Beispiel, weil der Gang zur Toilette zu beschwerlich ist) ⤏ Mangelhafte Informationen über bereitgestellte Getränke beziehungsweise deren Inhaltsstoffe ⤏ Kulturelle oder religiöse Gründe ⤏ Individuelle Abneigungen/Gewohnheiten/Vorlieben ⤏ Angst (zum Beispiel vor Allergien oder Unverträglichkeiten)

8

Gründe für Mangelernährung		
	Warum isst der Patient/Bewohner zu wenig?	**Warum trinkt der Patient/Bewohner zu wenig?**
Ursache: Umfeld der Nahrungs- aufnahme	⋯› Esssituation wird als unan- genehm empfunden (zum Beispiel durch Gerüche, Geräusche, Tischnachbarn) ⋯› Unpassende Essenszeiten ⋯› Unpassendes/fehlendes Hilfsmittelangebot ⋯› Schlechte/wenig hilfreiche Beziehung zu den Versor- gungspersonen	⋯› Unpassendes/fehlendes Hilfsmittelangebot ⋯› Schlechte/wenig hilfreiche Beziehung zu den Versor- gungspersonen
Ursache: Angebot an Nahrung/Ge- tränken	⋯› Unzufriedenheit mit dem Angebot (zum Beispiel, wenn jemand aufgrund seiner Gewohnheiten oder seiner Herkunft andere Speisen oder Nahrungsmittel gewohnt ist) ⋯› Mangelhafte Zubereitung (zum Beispiel zu harte oder zu weiche Speisen) ⋯› Nicht akzeptierte Diät, die verordnet wurde ⋯› Verdacht auf eine unpassende Diät (zum Beispiel Kost für Diabetiker ohne Vorhanden- sein einer Erkrankung)	⋯› Unzufriedenheit mit dem Angebot (zum Beispiel, wenn jemand aufgrund seiner Gewohnheiten oder seiner Herkunft andere Getränke gewohnt ist)
Ursache: erhöhter Nährstoff- be- ziehungsweise Flüssigkeits- bedarf	⋯› Krankheit ⋯› Hyperaktivität (zum Beispiel ständiges Umherlaufen, etwa bei einer Demenz)	⋯› Starkes Schwitzen ⋯› Krankheitsbedingter Flüssig- keitsverlust (zum Beispiel durch Fieber, Durchfall, Erbrechen oder durch Medi- kamente)

Bessere Ernährung für Pflege-bedürftige

Krankenhaus, Pflegeheim und häusliche Umgebung – die Rahmenbedingungen für eine gute pflegerische Versorgung in Bezug auf die Ernährung sind mit Sicherheit sehr unterschiedlich. Sind es im Krankenhaus die äußeren Einflüsse (zum Beispiel ungewohnte Umgebung oder Störungen bei den Mahlzeiten), welche die Ernährungssituation beeinflussen, können es zu Hause eher die fehlende Unterstützung oder die Einsamkeit sein. Pflegeheime haben wiederum durch die hohe Anzahl an Schwerstpflegebedürftigen und demenziell Erkrankten Bewohnern ganz eigene Herausforderungen in diesem Bereich. Für alle Bereiche gibt es aber mittlerweile wissenschaftlich abgesicherte Erkenntnisse darüber, welche Faktoren für eine gute Ernährungssituation förderlich und oder weniger hilfreich sind.

Unterstützung beim Essen

Hilfestellung beim Essen, sei es durch Hilfsmittel oder durch direkte Hilfe, ist in vielen Bereichen bei der Versorgung von pflegebedürftigen Menschen besonders wichtig. Eine Unterstützung kann schon eine sanfte Berührung am Unterarm oder einfach eine freundliche Aufforderung zum Essen sein. Studien haben gezeigt, dass diese Form der Aufforderung auch bei Menschen wirkt, die kein eingeschränktes Denkvermögen haben. Dennoch spielen das Ausmaß der Denkstörung sowie die Dauer des Aufenthaltes im Pflegeheim und die angebotenen Speisen dabei eine Rolle. Manchmal wird zu viel Hilfe angeboten, etwa wenn Menschen, die noch selber essen könnten (vielleicht weil es schneller geht), das Essen angereicht bekommen. Im Ergebnis

8

verlieren die pflegebedürftigen Personen durch diese Heran-
gehensweise aber nach und nach auch diese Fähigkeiten.

Umfeld der Mahlzeiten

Das Einnehmen der Mahlzeiten besteht aus mehr Elementen als
einem gefüllten Teller, Besteck, einem Stuhl und einem Tisch.
Auch das Umfeld, die Tischnachbarn, die Dekoration, die Art,
wie die Speisen aufgetischt werden, beeinflussen den Appetit
und die Menge, die pflegebedürftige Menschen zu sich nehmen.
An der Redewendung »Das Auge isst mit« steckt mehr als ein
Körnchen Wahrheit. Außerdem wurde beispielsweise in einer
US-amerikanischen Beobachtungsstudie festgestellt, dass Personen, die zu Hause ihre Mahlzeiten über »Essen auf Rädern«
erhalten, mehr essen, wenn sich die Person, die das Essen
bringt, dazu setzt. Wohlgemerkt: Nur die Anwesenheit einer
anderen Person in der Wohnung ist nicht ausreichend. Es geht
um die Gesellschaft beim Essen (um eine Gesellschaft, die wir
als angenehm empfinden). Nicht alle Pflegebedürftigen kommen
jedoch mit großzügigen Speisesälen klar. Sei es aus Scham oder
nur, weil sie anderes gewohnt sind: Für diesen Personenkreis
sollte es Rückzugsmöglichkeiten geben.

Ähnliches gilt für die Präsentation der Mahlzeiten. Je mehr die
Mahlzeiten so angeboten werden, wie die Patenten oder Bewohner es von früher her gewohnt sind, und damit eine angenehme
und kultivierte Nahrungsaufnahme verbinden, desto positiver
sind die Auswirkungen bei pflegebedürftigen beziehungsweise
demenziell erkrankten Menschen.

So sollten Blumen auf den Tischen stehen, Porzellangeschirr
und Gläser anstelle von Plastikbechern, Besteck und Servietten
angeboten und die Mahlzeiten in Schüsseln und nicht auf fertigen Tabletts serviert werden. Das Servieren der Mahlzeiten in
Schüsseln hat nicht nur den Effekt, dass es dem entspricht, was

wir von einer angemessenen Mahlzeit erwarten. Es hilft pflegebedürftigen Menschen auch, selber zu bestimmen, was und
wie viel sie essen möchten. Ein weiterer positiver Nebeneffekt
ist, dass der Kontakt zu den Personen, die das Essen servieren,
intensiver und persönlicher wird.

Gesellschaft, Kommunikation und Beteiligung ist ein Schlüssel
zur besseren Nahrungsaufnahme. Dieses System der Präsentation der Mahlzeiten nützt auch Demenzkranken in hohem Maße,
vor allem dann, wenn sie durch Personal begleitet werden, das
gelernt hat, wie man eine familiäre und kommunikative Atmosphäre beim Essen herstellt.

Es scheint so, dass die Gestaltung der Räume und verschiedene
Faktoren, welche die Atmosphäre zusätzlich beeinflussen, hilfreich sein können. So konnte beobachtet werden, dass demenziell erkrankte Bewohner ruhiger wurden und mehr gegessen
haben, wenn sie Sicht auf ein Aquarium mit lebenden, großen,
bunten Fischen hatten, und nicht auf eine Fototapete schauen
mussten. In gleichem Maße wurden dadurch eher passive Bewohner zu mehr Aktivität und ebenfalls zu einer verbesserten
Nahrungsaufnahme angeregt. Auch Musik kann positive Effekte
haben. Wenngleich diese Bereiche bislang noch wenig untersucht sind, zeigte sich in einer Studie, dass leise, beruhigende
Musik in der Lage war, demenziell erkrankte Menschen, die sich
ansonsten eher aggressiv verhielten, ruhiger werden zu lassen.
Mit Musik wurde außerdem mehr gegessen als ohne.

8

 Gut zu wissen

**Es muss nicht immer ein teures Aquarium sein. Manch-
mal reichen wenige, zielgerichtete Sinnesreize zum
Beispiel farbiger Saft in einem klaren Glas oder ein
weißer Teller mit farbigem Rand, um einen positiven
Effekt auszulösen.**

Esskultur und Traditionen

Wie schon beschrieben, kann sich das Umfeld und die Art und Weise, wie Mahlzeiten präsentiert werden, positiv auf die Nahrungsaufnahme auswirken. Dreh- und Angelpunkt bei der Gestaltung und der Auswahl der Mahlzeiten müssen allerdings die Pflegebedürftigen sein. Im Wesentlichen geht es darum, ein Gefühl von Zuhause zu entwickeln. Dabei helfen können sowohl die Gestaltung der Umgebung durch Einrichtungsgegenstände, so wie es die Menschen in ihrem Erwachsenenleben gewohnt waren, als auch die Möglichkeit zur Mitbestimmung bei Fragen rund um das Essen. Dies erfordert von Seiten der Pflegefachkräfte zum einen eine gute Planung, zum anderen ein gutes Wissen um die Herkunft und Biographie der Bewohner und Patienten. Dazu müssen sich die Pflegefachkräfte unter Umständen auf eine für sie unbekannte, weil 30 bis 50 Jahre alte Esskultur einstellen – sicherlich eine Herausforderung für alle Beteiligten.

Einsatz von Trinknahrung

Auch bei der Ernährung hat der technische Fortschritt Einzug gehalten. Für Menschen, die einen hohen Kalorienverbrauch haben, unter Schluckstörungen leiden oder nur kleine Mengen zu sich nehmen können, sind spezielle Trinknahrungsmittel entwickelt worden. Diese sind leicht zu schlucken, haben ein hohes Maß an wichtigen Nährstoffen und Vitaminen und können zudem sehr kalorienreich sein, damit man auch mit wenig Nahrung eine ausreichende Energiezufuhr erreichen kann. Unter-

! Gut zu wissen

Angehörige von Menschen im Krankenhaus erkennen manchmal früher, wenn eine Mangelernährung droht. Hier gilt: Sprechen Sie das Problem an. Auch im Rahmen der normalen Krankenhausbehandlung kann auf individuelle Bedürfnisse bis hin zur Wunschkost Rücksicht genommen werden, wenn es notwendig ist.

suchungen haben gezeigt, dass eine spezielle Trinknahrung einen Gewichtsverlust auffangen und bei chronisch Kranken wieder zu einer Zunahme des Gewichts führen kann. Pflegefachkräfte haben die Aufgabe, die Notwendigkeit für zusätzliche Nahrungsangebote zu erkennen, den Zugang zu diesen Ernährungsangeboten zu ermöglichen und individuelle Vorlieben, zum Beispiel was den Geschmack angeht, zu berücksichtigen.

Für alle genannten Punkte– noch mehr als bei den anderen Expertenstandards – sind die Nähe und die Beziehung der Pflegefachkräfte zu den pflegebedürftigen Menschen von Bedeutung. Je besser die Beziehung ist und je besser die Fachkräfte die individuellen Bedürfnisse der Menschen kennen, umso besser kann eine Mangelernährung erkannt und aufgefangen werden. Trinknahrung sollte aber keineswegs eingesetzt werden, um Zeit zu sparen oder weil die Unterstützung beim Essen und Trinken für Angehörige und Pflegepersonal zu aufwendig ist. Eine vorschnelle Umstellung auf Trinknahrung führt eher zu einem weiteren Verlust von Lebensqualität und Selbstbestimmung.

Wird der Expertenstandard »Ernährungsmanagement« eingehalten?

8

Im Krankenhaus und zu Hause hat man oftmals keine große Wahl, was das Essen angeht. Dennoch können Einrichtungen, die den Expertenstandard eingeführt haben, in diesem Punkt hilfreich sein. Der Standard spricht, wenn er richtig umgesetzt wird, für qualifiziertes Personal, das in der Lage ist, eine mögliche Mangelernährung zu erkennen und dieser – sei es durch konkrete Maßnahmen oder auch nur durch Beratung – entgegenzuwirken. An folgenden Punkten können Sie erkennen, ob der Standard umgesetzt wird.

Das können Sie erwarten:

1. **Die Einrichtung hat ein geeignetes Verpflegungskonzept**
Wie in den vorherigen Abschnitten beschrieben, hat die Art und Weise, wie die Verpflegung angeboten wird, großen Einfluss auf Patienten, die ein Risiko für Mangelernährung haben. Einrichtungen, die nach diesem Standard arbeiten, sollten sich also genau überlegt haben, wann sie in welcher Form und unter welchen Bedingungen die Mahlzeiten anbieten und wie die Bedürfnisse der pflegebedürftigen Menschen eingebunden werden. Dieses Konzept sollte niedergeschrieben und für Sie einsehbar sein. Dies gilt übrigens auch, wenn die Einrichtung die Mahlzeiten von einem externen Anbieter (Catering) liefern lässt.

2. **Bei der Aufnahme beziehungsweise direkt am Anfang und in regelmäßigen Abständen wird bei allen Bewohnern/Patienten geprüft, ob Anzeichen und Risiken für eine Mangelernährung vorliegen.**
Dieses sogenannte Screening muss dokumentiert und nachvollziehbar begründet werden. Sollten Risiken oder sogar erste Anzeichen für eine Mangelernährung vorhanden sein, muss eine tiefer gehende Einschätzung erfolgen. Dies beinhaltet eine genaue Überprüfung der Nahrungsaufnahme und Trinkmenge über mehrere Tage. Sollten weitere Auffälligkeiten bemerkt werden (zum Beispiel sehr einseitige Ernährung), ist dies ebenfalls zu dokumentieren.

3. **Gemeinsam mit dem Patienten/Bewohner und den Angehörigen wird ein Maßnahmenplan erstellt.**
····> Die Maßnahmen können folgende Punkte umfassen: Hilfen (persönlich oder technisch) bei der Nahrungsaufnahme, flexible Essenszeiten, ergänzende Nahrungs-

angebote, die Darreichungsform der Nahrung sowie die Gestaltung der Umgebung. Bei Bedarf sollen weitere Berufsgruppen (zum Beispiel Küchenmitarbeiter, Ärzte oder Diätassistenten) hinzugezogen werden. Die individuelle Lebensgeschichte (Biographie) der pflegebedürftigen Personen muss berücksichtigt werden. Sie oder Ihre Angehörigen sollten sich vom Maßnahmenplan eine Kopie geben lassen!

····⟩ Darüber hinaus sollten umfassende Informationen zu den Gefahren einer Mangelernährung und den Möglichkeiten einer angemessenen Ernährung gegeben werden. Falls Hilfsmittel zum Einsatz kommen, müssen Patienten/Bewohner in deren Gebrauch angeleitet werden.

4. **Die Mahlzeiten werden in Schüsseln zur selbständigen Bedienung (oder als Buffet) angeboten.**

5. **Die Umgebung/Speiseräume wirken appetitanregend.**

····⟩ Bei der Suche nach einem geeigneten Heim sollten Sie nachfragen, ob Sie an einer Mahlzeit teilnehmen können. Bei der Gelegenheit können Sie auch überprüfen, wie die Atmosphäre beim Essen ist oder ob die Mahlzeiten vielleicht sogar durch Verwaltungstätigkeiten oder sonstige Abläufe, die nichts mit den Mahlzeiten zu tun haben, gestört werden.

····⟩ Wenn Sie die Einrichtung für einen Angehörigen suchen, sind die eignen Eindrücke natürlich subjektiv und nicht direkt zu übertragen. Für Menschen mit einem eingeschränkten Denkvermögen gilt aber:

····⟩ Nicht zu viele Reize auf einmal

····⟩ Servieren verschiedener Gänge besser nacheinander organisieren

····⟩ Einfarbiges Geschirr, das sich von der Unterlage kontrastreich abhebt, verwenden

6. **Wenn Maßnahmen durchgeführt werden, muss gemeinsam mit dem Patienten oder Bewohner und den Angehörigen in regelmäßigen Abständen der Erfolg geprüft werden.**

⟶ Zur Überprüfung gehört ebenfalls die Frage nach der Akzeptanz der Maßnahmen durch die Betroffenen. Schon bei der Maßnahmenplanung sollte formuliert werden, was als Erfolg zu werten ist. Bei manchen Patienten kann schon das Ausbleiben einer Verschlechterung einen Erfolg darstellen. Bei anderen kann ein Ziel sein, die Mobilität zu verbessern oder die zu sich genommene Menge an Flüssigkeit und Nahrung zu erhöhen.

Zum Punkt Ernährung finden Sie im Abschnitt »Wie finde ich das richtige Pflegeheim?« ab Seite 12 weitere hilfreiche Fragen, die Sie bei der Suche nach einer geeigneten Einrichtung unterstützen.

Tipps für die Pflege zu Hause

⟶ Bereiten Sie ausgewogene, abwechslungsreiche Speisen vor, denn eine altersgerechte Ernährung sollte gut verträglich sein, alle wichtigen Nährstoffe enthalten und auf den gesundheitlichen Zustand des Pflegebedürftigen abgestimmt sein.

⟶ Bereiten Sie kleine Portionen vor.

⟶ Kochen Sie möglichst nach dem Geschmack und den Wünschen des Pflegebedürftigen.

⟶ Würzen Sie kräftiger.

⟶ Sorgen Sie für eine angenehme Umgebung und Atmosphäre, damit sich der Pflegebedürftige soweit möglich wohl fühlt.

⟶ Nehmen Sie sich Zeit für gemeinsame Mahlzeiten.

⟶ Unterschiedliche Hilfsmittel wie Teller mit rutschfestem Boden oder ergonomisches Besteck unterstützen das selbständige Essen.

⟶ Stellen Sie immer ausrechend Getränke in die Nähe des Pflegebedürftigen oder stellen Sie gemeinsam einen Getränkeplan auf.

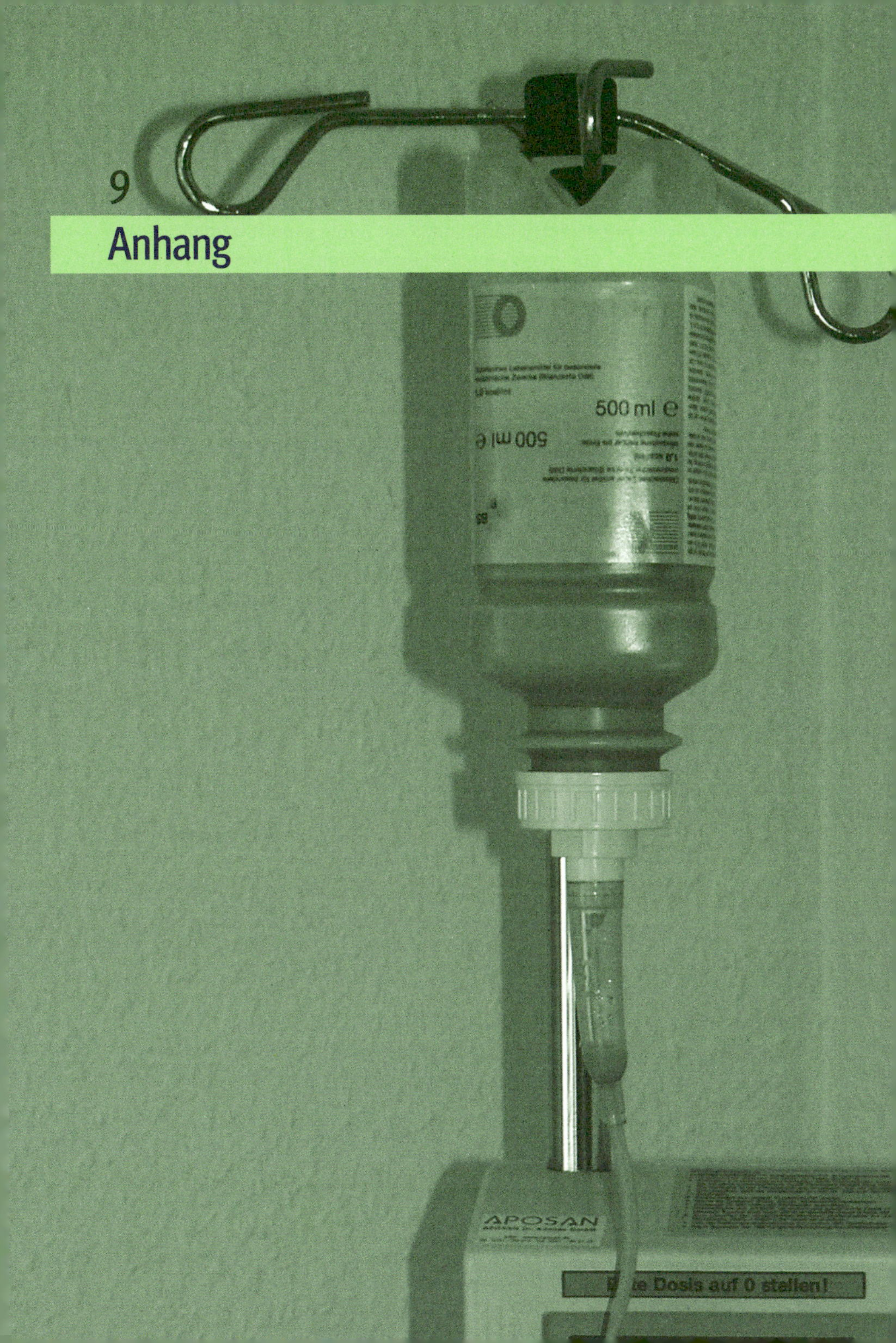

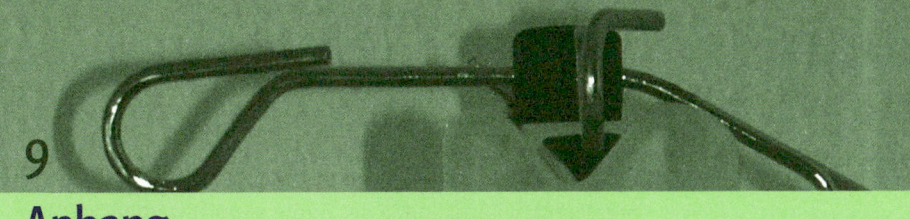

Literaturverzeichnis

Deutsches Netzwerk für Qualitätsentwicklung in der Pflege
 (DNQP) (Hrsg.), **Expertenstandard Dekubitusprophylaxe in
 der Pflege, 1. Aktualisierung 2010, Osnabrück, 2010**
 http://dnqp.de/ExpertenstandardDekubitusprophylaxe_
 Akt.pdf

Deutsches Netzwerk für Qualitätsentwicklung in der Pflege
 (DNQP) (Hrsg.), **Expertenstandard Förderung der Harn-
 kontinenz in der Pflege, Entwicklung – Konsentierung –
 Implementierung, Osnabrück 2007**
 http://dnqp.de/ExpertenstandardKontinenz.pdf

Deutsches Netzwerk für Qualitätsentwicklung in der Pflege
 (DNQP) (Hrsg.), **Expertenstandard Sturzprophylaxe in der
 Pflege, Entwicklung – Konsentierung – Implementierung,
 Osnabrück 2006**
 http://dnqp.de/ExpertenstandardSturzprophylaxe.pdf

Deutsches Netzwerk für Qualitätsentwicklung in der Pflege
 (DNQP) (Hrsg.), **Expertenstandard Schmerzmanagement in
 der Pflege, Entwicklung—Konsentierung – Implementierung, Osnabrück 2005**
 http://dnqp.de/ExpertenstandardSchmerzmanagement.pdf
 http://www.dnqp.de/schmerzanlageA.pdf

Deutsches Netzwerk für Qualitätsentwicklung in der Pflege
 (DNQP) (Hrsg.), **Expertenstandard Entlassungsmanagement
 in der Pflege, 1. Aktualisierung 2009, Osnabrück 2009**
 http://dnqp.de/ExpertenstandardEntlassungsmanage-
 ment_Atk.pdf

Deutsches Netzwerk für Qualitätsentwicklung in der Pflege
 (DNQP) (Hrsg.), **Expertenstandard Ernährungsmanagement
 zur Sicherstellung und Förderung der oralen Ernährung in
 der Pflege, Entwicklung – Konsentierung – Implementierung, Osnabrück 2010**
 http://dnqp.de/ExpertenstandardErnaehrungsmanagement.
 pdf

Deutsches Netzwerk für Qualitätsentwicklung in der Pflege
(DNQP) (Hrsg.), **Expertenstandard Pflege von Menschen mit
chronischen Wunden, Entwicklung – Konsentierung – Implementierung, Osnabrück 2009**
http://dnqp.de/ExpertenstandardChronischeWunden.pdf

Besendorfer, A.; Schulz, D.; **Patienten brauchen Informationen.
Umsetzung des Expertenstandards »Förderung der Harn-
kontinenz«,** Pflegezeitschrift 2007 (10): 556–570

Moers, M.; Schiemann, D., **Wissenstransfer braucht Begleitung
durch Pflegeexperten.** Die Schwester Der Pfleger (7) 2007:
646–650

Schiemann, D.; **Was macht die Qualität der Expertenstandards
aus?** In: Deutscher Sozialgerichtstag e.V. (Hrsg.), 1. Deutscher Sozialgerichtstag 16./17. November 2006: Plan B –
Solidarität neu denken. Nomos Verlagsgesellschaft, Baden
Baden 2008: 61–69

Stenzel, C., **Expertenstandards in der Altenpflege. Gesetzliche
Vorgaben und pflegerische Wirklichkeit.** Mabuse 2008, 137:
49–52

**Vertrag im Blick – Ihre Rechte nach dem Wohn- und Betreuungs-
gesetz,** Verbraucherzentrale Bundesverband (Hrsg.), 2010,
erhältlich bei allen Verbraucherzentralen

Weitere Literaturhinweise finden Sie auch unter www.dnqp.de

9

Wichtige Anschriften

**Verbraucherzentrale Bundes-
verband e.V.**
Markgrafenstr. 66
10969 Berlin
Tel.: (030) 2 58 00-0
Fax: (030) 2 58 00-218
info@vzbv.de
www.vzbv.de

Stiftung Warentest
Lützowplatz 11–13
10785 Berlin
Tel.: (030) 26 31-0
Fax: (030) 26 31-27 27
email@stiftung-warentest.de
www.test.de

**Unabhängige Patientenbera-
tung Deutschland (UPD)**
Das aus dem Festnetz
bundesweit kostenlose
Beratungstelefon ist montags
bis freitags 10 bis 18 Uhr erreichbar unter der Nummer
0800 011 77 22
Die Adressen der bundesweit
21 Beratungsstellen finden
Sie unter:
www.upd-online.de

**Deutsches Netzwerk für
Qualitätsentwicklung in der
Pflege (DNQP)**
Caprivistraße 30a,
49076 Osnabrück
Tel.: (05 41)9 69-2004
Fax: (05 41)9 69-2971
dnqp@fh-osnabrueck.de
www.dnqp.de

**AWO Arbeiterwohlfahrt
Bundesverband e.V.**
Heinrich-Albertz-Haus, Blü-
cherstraße 62/63,
10961 Berlin
Tel.: (030) 2 63 09-0
Fax: (030) 2 63 09-32 59 9
info@awo.org
www.awo.org

**Bundesarbeitsgemeinschaft
der Freien Wohlfahrtspflege
e.V.**
Oranienburger Straße 13–14,
10178 Berlin
Tel.: (030) 2 40 89-0
Fax: (030) 2 40 89-134
info@bag-wohlfahrt.de
www.bagfw.de

**Bundesarbeitsgemeinschaft
der Senioren-Organisationen
(BAGSO) e.V.**
Bonngasse 10
53111 Bonn
Tel.: (02 28) 24 99 93-0
Fax. (02 28) 24 99 93-20
kontakt@bagso.de
www.bagso.de

**Bundesarbeitsgemeinschaft
der Freien Wohlfahrtspflege
e.V.**
Oranienburger Straße 13–14
10178 Berlin
Telefon: (030) 2 40 89-0
Fax:(030) 2 40 89-134
www.bagfw.de

**Bundesarbeitsgemeinschaft
SELBSTHILFE von Menschen
mit Behinderung und chro-
nischer Erkrankung und
ihren Angehörigen e.V. (BAG
SELBSTHILFE)**
Kirchfeldstraße 149
40215 Düsseldorf
Telefon: (02 11) 3 10 06-0
Fax. (02 11) 3 10 06-48
info@bag-selbsthilfe.de
www.bag-selbsthilfe.de

**Bundesdeutscher Senioren-
Notruf e.V.**
Bundesverband
Ehrenbreitsteinerstraße 20
80993 München
Telefon: (089) 14 38 56 26
Gehörlosen-/Schreib-Telefon:
(089) 14 38 56-46
Fax: (089) 14 38 56-44
mail@senioren-notruf.de
www.senioren-notruf.de

**Bundesverband Ambulante
Dienste und stationäre Ein-
richtung e.V.**
Bundesgeschäftsstelle
Annastraße 58–64
45130 Essen
Telefon: (02 01) 35 40 01
Fax: (02 01) 35 79 80
info@bad-ev.de,
www.bad-ev.de

**bpa – Bundesverband privater
Anbieter sozialer Dienste e.V.**
Friedrichstraße 148
10117 Berlin
Telefon: (030) 30 87 88-60
Fax: (030) 30 87 88-89
bund@bpa.de
www.bpa.de

9

**Diakonisches Werk der
Evangelischen Kirche in
Deutschland**
Stafflenbergstraße 76,
70184 Stuttgart
Telefon: (07 11) 21 59-0
Fax: (07 11) 21 59-288
www.diakonie.de
diakonie@diakonie.de

Deutsches Rotes Kreuz
Carstennstraße 58
12205 Berlin
Telefon: (030) 8 54 04-0
Fax: (030) 8 54 04-450
drk@drk.de
www.drk.de

**Deutsches Zentrum für
Altersfragen (DZA)**
Manfred-von-Richthofen-
Straße 2
12101 Berlin
Telefon: (030) 26 07 40-0
Fax: (030) 7 85 43 50
dza@dza.de
www.dza.de

**Kuratorium Deutsche Alters-
hilfe, Wilhelmine-Lübke-
Stiftung e.V.**
An der Pauluskirche 3
50677 Köln
Telefon: (02 21) 93 18 47-0
Fax: (02 21) 93 18 47-6
info@kda.de
www.kda.de

**Medizinischer Dienst des
Spitzenverbandes Bund
der Krankenkassen e.V.**
Lützowstraße 53,
45141 Essen
Telefon: (02 01) 83 27-0
Fax: (02 01) 83 27 -100
office@mds-ev.de
www.mds-ev.de

**Pflege-Selbsthilfeverband
e.V.**
Am Ginsterhahn 16
53562 St. Katharinen
Tel. (0 26 44) 36 86
Fax: (0 26 44)8 04 40
info@pflege-shv.de
www.pflege-shv.de

**Handeln statt Misshandeln
Bonner Initiative gegen
Gewalt im Alter**
Goetheallee 51
53225 Bonn
Telefon (02 28) 63 63 22
(Beratungsstelle)
Fax (02 28) 63 63 31
info@hsm-bonn.de
www.hsm-bonn.de

Verbraucherzentralen

Verbraucherzentrale Baden-Württemberg e.V.
Paulinenstraße 47
70178 Stuttgart
Tel.: (07 11) 66 91-10
Fax: (07 11) 66 91-50
info@vz-bawue.de
www.vz-bawue.de

Verbraucherzentrale Bayern e.V.
Mozartstraße 9
80336 München
Tel.: (089) 5 39 87-0
Fax: (089) 53 75 53
info@verbraucherzentrale-bayern.de
www.verbraucherzentrale-bayern.de

Verbraucherzentrale Berlin e.V.
Hardenbergplatz 2
10623 Berlin
Tel.: (030) 2 14 85-0
Fax: (030) 2 11 72 01
mail@verbraucherzentrale-berlin.de
www.verbraucherzentrale-berlin.de

Verbraucherzentrale Brandenburg e.V.
Templiner Straße 21
14473 Potsdam
Tel.: (03 31) 2 98 71-0
Fax: (03 31) 2 98 71-77
info@vzb.de
www.vzb.de

Verbraucherzentrale Bremen e.V.
Altenweg 4
28195 Bremen
Tel.: (04 21) 1 60 77-7
Fax: (04 21) 1 60 77-80
info@vz-hb.de
www.verbraucherzentrale-bremen.de

Verbraucherzentrale Hamburg e.V.
Kirchenallee 22
20099 Hamburg
Tel.: (040) 2 48 32-0
Fax: (040) 2 48 32-290
info@vzhh.de
www.vzhh.de

Verbraucherzentrale Hessen e.V.
Große Friedberger Straße 13–17
60313 Frankfurt/Main
Tel.: (069) 97 20 10-0
Fax: (069) 97 20 10-50
vzh@verbraucher.de
www.verbraucher.de

9

Neue Verbraucherzentrale in Mecklenburg und Vorpommern e.V.
Strandstraße 98
18055 Rostock
Tel.: (03 81) 2 08 70 50
Fax: (03 81) 2 08 70 30
info@nvzmv.de
www.nvzmv.de

Verbraucherzentrale Niedersachsen e.V.
Herrenstraße 14
30159 Hannover
Tel.: (05 11) 9 11 96-0
Fax: (05 11) 9/11 96-10
info@vzniedersachsen.de
www.verbraucherzentrale-niedersachsen.de

Verbraucherzentrale Nordrhein-Westfalen e.V.
Mintropstraße 27
40215 Düsseldorf
Tel.: (02 11) 38 09-0
Fax: (02 11) 38 09-172
vz.nrw@vz-nrw.de
www.verbraucherzentrale-nrw.de

Verbraucherzentrale Rheinland-Pfalz e.V.
Seppel-Glückert-Passage 10
55116 Mainz
Tel.: (06 31) 28 48-0
Fax: (06 31) 28 48-66
info@vz.rlp.de
www.verbraucherzentrale.rlp.de

Verbraucherzentrale Saarland e.V.
Haus der Beratung
Trierer Straße 22
66111 Saarbrücken
Tel.: (06 81) 5 00 89-0
Fax: (06 81) 5 00 89-22
vz-saar@vz-saar.de
www.vz-saar.de

Verbraucherzentrale Sachsen e.V.
Brühl 34-38
04109 Leipzig
Tel.: (03 41) 69 62 90
Fax: (03 41) 6 89 28 26
vzs@vzs.de
www.verbraucherzentrale-sachsen.de

**Verbraucherzentrale
Sachsen-Anhalt e.V.**
Steinbockgasse 1
06108 Halle
Tel.: (03 45) 2 98 03-0
Fax: (03 45) 2 98 03-26
vzsa@vzsa.de
www.vzsa.de

**Verbraucherzentrale
Schleswig-Holstein e.V.**
Andreas-Gayk-Straße 15
24103 Kiel
Tel.: (04 31) 5 90 99-0
Fax: (04 31) 5 90 99-77
info@verbraucherzentrale-sh.
de
www.verbraucherzentrale-sh.
de

**Verbraucherzentrale
Thüringen e.V.**
Eugen-Richter-Straße 45,
PF 591
99085 Erfurt
Tel.: (03 61) 5 55 14-0
Fax: (03 61) 5 55 14-40
info@vzth.de
www. vzth.de

Stichwortverzeichnis

9

166

Impressum

Herausgeber

Verbraucherzentrale Bundesverband e.V.
Markgrafenstraße 66, 10969 Berlin
Telefon: (0 30) 2 58 00-0, Telefax: (0 30) 2 58 00-218
info@vzbv.de

Mitherausgeber

Verbraucherzentrale Baden-Württemberg
Paulinenstraße 47, 70178 Stuttgart
Telefon: (0711) 66 91-10, Telefax: (0711) 66 91-50,
info@vz-bw.de

Verbraucherzentrale Hamburg e.V.
Kirchenallee 22, 20099 Hamburg
Telefon: (040) 2 48 32-0, Telefax: (040) 2 48 32-290
info@vzhh.de

Verbraucherzentrale Niedersachsen e.V.
Herrenstraße 14, 30159 Hannover
Telefon: (05 11) 9 11 96-0, Telefax: (05 11) 9 11 96-10
info@vzniedersachsen.de

Verbraucherzentrale Nordrhein-Westfalen e.V.
Mintropstraße 27, 40215 Düsseldorf
Telefon: (0211) 38 09-0, Telefax: (0211) 38 09-172
vz.nrw@vz-nrw.de

|---|---|
Text	Stefan Palmowski
Redaktion	Ileana von Puttkamer
Gesamtproduktion	HPPR Werbeagentur, Neuss, www.hppr.de
Fotos	Lothar Heidepeter, Creativ Collection, Project Photos, fotolia, Alexander Raths, Shotshop
Druck	BasseDruck GmbH, Hagen
Auflagen	2. Auflage, überarbeitet: 6.000 Exemplare, Januar 2012
ISBN	978-3-936350-67-8

Noch Fragen?
Die Beratung der Verbraucherzentralen

Unser Plus für Sie!

Hoffentlich haben Ihnen die Informationen in diesem Ratgeber weitergeholfen. Wenn Sie noch Fragen haben ... Die Expertinnen und Experten der Verbraucherzentrale beraten Sie individuell, kompetent und unabhängig:

■ in Ihrer Beratungsstelle vor Ort,
■ am Telefon oder
■ im Internet

! **Wir beraten zum Beispiel zu:**

⋯→ Banken und Geldanlagen
⋯→ Baufinanzierung
⋯→ Energie
⋯→ Ernährung
⋯→ Haushalt, Freizeit, Telekommunikation
⋯→ Kreditrecht, Schuldner- und Insolvenzverfahren
⋯→ Patientenrechte und Gesundheitsdienstleistungen
⋯→ Reiserecht
⋯→ Versicherungen

www.

Unter www.verbraucherzentrale.de finden Sie das vollständige Beratungsangebot in Ihrem Bundesland.

Oder Sie nehmen direkt Kontakt mit Ihrer Verbraucherzentrale auf: Die Adressen finden Sie auf Seite 159.

Nutzen Sie unser Beratungsangebot und treffen Sie mit unserer Unterstützung die richtigen Entscheidungen. Wir sind für Sie da!

Hier können wir Ihnen nur eine kleine Auswahl aus unserem umfangreichen Ratgeberprogramm vorstellen. Mehr als 100 aktuelle Titel halten wir für Sie bereit. Auf Wunsch senden wir Ihnen gern ein Gesamtverzeichnis zu. Zu den genannten Preisen (Stand: Januar 2012) kommen noch Porto und Versandkosten.

Patientenverfügung |1|

Wer soll in Ihrem Namen Entscheidungen treffen, wenn Sie dies nicht mehr können? Welche medizinische Behandlung wünschen Sie in solchen Fällen? Dieser Ratgeber informiert über bestehende Vorsorgemöglichkeiten. Außerdem erhalten Sie beim Kauf des Ratgebers kostenlosen Zugang zu Textbausteinen als Download, die Sie direkt für Ihre individuelle Verfügung einsetzen können.
14. Auflage 2011, 136 Seiten, 7,90 €

Private Kranken- und Pflegezusatzversicherungen |2|

Ausreichend versichert? Eine bange Frage angesichts sinkender Kassenleistungen. Der Ratgeber zeigt, welche privaten Zusatzpolicen sinnvoll sein können, worauf Sie vor Vertragsabschluss achten sollten und mit welchen Fallstricken Sie rechnen müssen.
3. Auflage 2009, 96 Seiten, 4,90 €

Vorsorge selbst bestimmt |3|

Wer sichergehen will, dass im Fall der Fälle Entscheidungen im eigenen Sinn getroffen werden, sollte für seine Angehörigen alle wichtigen Informationen bereithalten. Testament, Geldanlage, Patientenverfügung, Versicherung: Das Handbuch bietet zuverlässige Informationen, erprobte Formulare, Muster und Checklisten. Alle wichtigen Vorlagen auch auf CD-ROM zum Ausfüllen am PC.
2. Aufl. 2010, inkl. CD-ROM, 256 S., 14,90 €

Pflegefall – was tun? |4|

Ob ein Mensch von Geburt an pflegebedürftig ist oder im Laufe seines Lebens wird – die Betroffenen stehen vor vielfältigen Problemen. Mit diesem Ratgeber erhalten Sie alle wichtigen Informationen über Leistungen und Leistungsvoraussetzungen der Pflegeversicherung und anderer Träger. Mit vielen Beispielen aus der Praxis.
8. Auflage 2011, 336 Seiten, 12,90 €

Das Pflegegutachten |5|

Wer Leistungen aus der Pflegekasse bekommen möchte, wird vorher vom medizinischen Dienst begutachtet. Der Ratgeber zeigt, worauf es bei der Begutachtung ankommt, wie Sie sich auf den Termin gut vorbereiten und was zu tun ist, wenn der Antrag abgelehnt wird.
3. Auflage 2007, 96 Seiten, 4,90 €

Ihr gutes Recht als Patient |6|

Klärt ein Arzt unzureichend über Behandlungsrisiken oder -alternativen auf, ist die Abrechnung nicht in Ordnung, verweigert die Krankenkasse Leistungen oder bietet eine Arztpraxis ihre Extras nur gegen Bares an, stehen Patienten und Versicherte vor einem Problem. Sie müssen um die Durchsetzung ihrer Ansprüche kämpfen – vorausgesetzt, Sie kennen ihre Rechte. Welche Rechte Patienten haben und was Ihnen zusteht klärt dieser Ratgeber. Mit einer Schmerzensgeld-Liste.
3. Auflage 2010, 192 Seiten, 9,90 €